Mein Mann hat Krebs

Jochen Ernst · Tanja Zimmermann

Mein Mann hat Krebs

Wie gehen wir als Paar mit der Erkrankung um

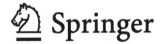 Springer

Jochen Ernst
Medizinische Psychologie und Medizinische
Soziologie
Universitätsklinikum Leipzig
Leipzig, Deutschland

Tanja Zimmermann
Klinik für Psychosomatik und Psychotherapie
Medizinische Hochschule Hannover
Hannover, Deutschland

ISBN 978-3-662-64808-7   ISBN 978-3-662-64809-4 (eBook)
https://doi.org/10.1007/978-3-662-64809-4

Die Deutsche Nationalbibliothek verzeichnet diese Publikation in der Deutschen Nationalbibliografie; detaillierte bibliografische Daten sind im Internet über http://dnb.d-nb.de abrufbar.

Springer

Umschlagfoto © Photographee.eu / stock.adobe.com

Planung/Lektorat: Sarah Busch
Springer ist ein Imprint der eingetragenen Gesellschaft Springer-Verlag GmbH, DE und ist ein Teil von Springer Nature.
Die Anschrift der Gesellschaft ist: Heidelberger Platz 3, 14197 Berlin, Germany

Vorwort – warum und für wen ist dieses Buch?

Krebserkrankungen betreffen in Deutschland pro Jahr nahezu eine halbe Millionen Menschen neu, ein weit größerer Anteil lebt mit der Diagnose bereits längere Zeit oder hat die Erkrankung überstanden. Die Diagnose Krebs reißt die meisten Betroffenen aus ihrem gewohnten Leben und stellt sie vor zahlreiche Probleme und Herausforderungen. Für Krebserkrankte gibt es im Zusammenhang mit der medizinischen Versorgung eine Vielzahl von Angeboten und Unterstützungsmöglichkeiten, um auch die seelischen oder psychosozialen Belastungen abzufedern und zu lindern, die durch die Krankheit und Therapie entstehen können.

Das medizinische Versorgungssystem fokussiert allerdings vorwiegend auf die erkrankte Person und übersieht leider immer noch häufig, dass hinter jeder krebserkrankten Person oft nicht nur ein mitbetroffener Angehöriger steht, sondern nicht selten das gesamte familiäre Gefüge und ein Netz an sozialen Beziehungen – Krebs ist somit gleichsam eine „Wir-Erkrankung".

Erkrankt ein Mann[1] an Krebs, ist es vor allem die Partnerin, die nicht nur als erste, sondern auch dauerhaft mit den Krankheitsfolgen des Patienten konfrontiert ist, ihm wirksam Hilfe, Unterstützung und Orientierung gewährt und ihn sozial oder emotional auffängt. Nicht selten steht die Partnerin unter einem andauernden hohen sozialen Erwartungsdruck zur uneingeschränkten Leistungsbereitschaft – Familie, Freunde, auch Ärzte übersehen hierbei, dass auch die Partnerin selber in dieser Situation mit eigenen psychosozialen Konflikten, Ängsten und Sorgen zu kämpfen hat, die sich, vor allem bei krisenhaften Krankheitsverläufen des krebskranken Partners, zu Be-

---

[1] Der Fokus dieses Buches liegt auf Krebserkrankungen des Mannes. Zur besseren Lesbarkeit verwenden wir daher die Begriffe Patient und Partnerin. Gemeint sind auch gleichgeschlechtliche Paare.

schwerden mit hohem Überlastungspotenzial anstauen können. Die Partnerin erfährt in diesen Situationen jedoch nur begrenzt Unterstützung durch das (außer-) familiäre soziale Netz oder durch professionelle psychosoziale Angebote, denn diese sind häufig nicht auf die Bedürfnisse der Partnerinnen von Krebspatienten zugeschnitten oder erreichen sie nicht.

Die Fortschritte in der Behandlung einer Krebserkrankung und der psychoonkologischen Versorgung der Betroffenen und ihrer Partnerinnen sind enorm. Das vorliegende Buch greift aktuelle Entwicklungen auf und bereitet diese so auf, dass sie in erster Linie die Partnerinnen von Krebspatienten ansprechen. Das Buch ist eine erste Informationsquelle und Orientierungshilfe und enthält zunächst grundlegende Informationen zu medizinischen Aspekten der Krebserkrankung einschließlich der Themen Palliativversorgung, Tod und Sterben. Wir erläutern, wie sich die Krebserkrankung innerhalb der Partnerschaft auswirkt, welchen Belastungen und sozialen Problemen Sie, Ihr Partner oder Ihre Paarbeziehung gegenüberstehen können und welche Möglichkeiten es gibt, diese möglichst erfolgreich zu bewältigen. Eingefügt sind Beispiele und praktische Übungen, die Sie hierbei unterstützen sollen.

Auch als Angehörige haben Sie die Möglichkeit, eine professionelle Unterstützung wahrzunehmen, wenn Sie emotionalen Beistand benötigen, die Probleme Sie überfordern oder Sie nicht wissen, wie es überhaupt weitergehen kann. Zögern Sie nicht, Hilfe einzufordern, wenn Sie spüren, dass Sie dem Geschehen ohnmächtig gegenüberstehen, Sie lähmende Fragen quälen oder Sie Ihren Alltag nicht mehr ohne Hilfe meistern können. Wichtige Hinweise, wo Sie welche Hilfen finden können und durch wen bzw. wie Sie konkret unterstützt werden, haben wir in diesem Buch ebenfalls zusammengestellt. Natürlich kann das Buch auch für den erkrankten Mann hilfreiche Informationen – insbesondere zur eigenen psychosozialen Belastung, aber auch der der Partnerin oder der Partnerschaft – geben und ist somit als ein Buch für Partnerinnen, Patienten und Paare zu verstehen.

Leipzig, Deutschland   Jochen Ernst
Hannover, Deutschland   Tanja Zimmermann

Danksagung

Wir bedanken uns bei Barbara Brendel und Peter Hövel, Leipzig, für die kritische und hilfreiche Durchsicht des Manuskriptes.

Inhaltsverzeichnis

1

Diagnose Krebs – was heißt das eigentlich?

Inhaltsverzeichnis

„Ihr Mann hat Krebs" oder „Ich habe Krebs". Für die meisten Menschen ist die Diagnose Krebs – egal ob sie selbst erkrankt sind oder ein Angehöriger – ein Schock und führt unweigerlich zu einer Reihe von belastenden Gefühlen und unangenehmen Gedanken. Häufig finden sich Ängste, Hilf- und Hoffnungslosigkeit oder Gedanken wie „Das war's – jetzt muss er sterben" oder „Das kann doch nicht wahr sein". Nicht selten wird eine Krebs-erkrankung auch gleichgesetzt mit Lebensbedrohung, Siechtum, Sterben und Tod.

> *„Das war's. Jetzt werde ich bald sterben…" (62-jähriger Krebspatient)*
> *„Was soll denn jetzt aus uns werden?" (53-jährige Frau eines Krebspatienten)*

Bei vielen Erkrankten kommen deshalb mit der Diagnose Krebs auch Fragen der Endlichkeit des eigenen Lebens auf. Dabei haben sich die Überlebenschancen in den letzten Jahren deutlich verbessert. **Aktuell kann man davon ausgehen, dass mehr als die Hälfte der Erkrankten mit einer dauerhaften Heilung rechnen kann.** 2016 lebten in Deutschland ca. 1,7 Millionen Menschen, die in den letzten 5 Jahren die Diagnose Krebs erhalten haben. Die Zahl der jemals an Krebs erkrankten Menschen, die in Deutschland leben, wird auf 4 Millionen geschätzt (RKI, 2019).

Einige onkologische Hintergrundinformationen sind hilfreich, um sich mit der Diagnose und medizinischen Behandlung gut und zielführend auseinandersetzen zu können. Denn: **Informationen und Wissen können Angst und Unsicherheit reduzieren.**

Auch wenn inzwischen viel über Krebs, die möglichen Risikofaktoren seiner Entstehung sowie über die medizinische Versorgung bekannt ist, lässt sich in den meisten Fällen nicht feststellen, was letztendlich die genaue Ursache der Krebserkrankung war. Risikofaktoren, wie z. B. Rauchen, ungesunde Lebensweise, Übergewicht oder Bewegungsmangel, können ebenso wie Umwelteinflüsse (z. B. chemische Substanzen, UV-Strahlung) oder Krankheitserreger die Entstehung von Krebs begünstigen. Allerdings erkrankt nicht jeder, der diesen Faktoren ausgesetzt ist, auch automatisch an Krebs. Grundsätzlich entstehen Krebszellen, indem sich normale Zellen im Körper verändern und zu Tumorzellen werden, die sich unkontrolliert vermehren und in gesundes Gewebe wachsen. Viele Krebszellen werden vom Immunsystem erkannt und vernichtet, bevor ein Tumor entstehen kann. Aber nicht alle Krebszellen werden vom körpereigenen Reparaturmechanismus erkannt. Tumorzellen können sich auch „unsichtbar" machen und werden dann vom Immunsystem nicht entdeckt und neutralisiert. Daher reicht auch eine einfache Stärkung des Immunsystems als Abwehr gegen Krebs nicht aus, denn das Immunsystem ist ja per se nicht geschwächt, sondern kann die Krebszellen einfach als solche nicht erkennen und identifizieren.

Mit zunehmendem Alter nimmt die Wahrscheinlichkeit zu, dass Fehler oder Schäden am Erbmaterial auftreten. Daher steigt im höheren Alter auch das Risiko, an Krebs zu erkranken: das körpereigene Reparatursystem arbeitet und funktioniert nicht mehr so zuverlässig. Das mittlere Erkrankungsalter für Krebs liegt in Deutschland aktuell bei 69 Jahren.

Übersicht

Einige Begrifflichkeiten:

- **Tumor** (Geschwulst oder Schwellung) ist eine anormale Vergrößerung von Zellen, die sich vermehren; andere Bezeichnung: **Neoplasie** (Neubildung)
- **gutartig** (benigne): Tumore, die keine Metastasen bilden und anderes Gewebe nicht zerstören
- **bösartig** (maligne): Tumore, die ungeordnet und unkontrolliert wachsen, anderes Gewebe zerstören und verdrängen und sich über die Blutgefäße und das Lymphsystem im Körper ausbreiten können und somit Tochtergeschwülste (**Metastasen**) in anderen Bereichen des Körpers bilden können
- **Krebs** = maligne Tumore

1.1 Welche Krebserkrankungen sind bei Männern am häufigsten?

2017 waren in Deutschland ca. 489.000 Menschen neu an Krebs erkrankt. Seit den 1970er-Jahren ist ein Anstieg der Neuerkrankungsrate zu beobachten. Die Ursache liegt jedoch vorwiegend in der gestiegenen Lebenserwartung. Bei den Männern ist die Neuerkrankungsrate sogar in den letzten 10 Jahren deutlich gesunken – um 12 %, bei den Frauen allerdings nur leicht um 1 % (RKI, 2019). Dieser Unterschied ist darauf zurückzuführen, dass Frauen in den letzten 10 Jahren häufiger an Lungenkrebs und anderen Krebsarten, die durch das Rauchen gefördert werden, erkrankten. Seit den 1980er-Jahren ist der Zigarettenkonsum von Frauen gestiegen und somit ursächlich für diese Entwicklungen.

Das Risiko für bestimmte Tumorarten ändert sich im Laufe des Lebens. Wenn Männer im jungen und mittleren Alter an Krebs erkranken, dann sind sie am häufigsten von Hodenkrebs betroffen. Im mittleren Alter erkranken Männer dagegen eher an Prostatakrebs, und das Risiko für Hodenkrebs sinkt deutlich. Mit steigendem Alter werden auch Lungen- und Darmkrebs immer häufiger diagnostiziert. Darüber hinaus tragen Männer ab etwa 55 Jahren ein höheres Krebsrisiko als Frauen.

2017 sind 259.028 Männer neu an Krebs erkrankt (Zentrum für Krebsregisterdaten, 2021). Um die „Zahlen" gut verstehen zu können, ist es hilfreich, ein paar Begrifflichkeiten zu kennen.

Übersicht

Die wichtigsten Begrifflichkeiten:

- **Inzidenz:** Anzahl der Neuerkrankungen in einem bestimmten Zeitraum (z. B. 2017 erkrankten 489.000 Menschen neu an Krebs)
- **Mortalität:** Anzahl der Personen, die innerhalb eines bestimmten Zeitraums an Krebs sterben (z. B. 2017 sind 122.594 Männer an Krebs gestorben)
- **Prävalenz:** Zahl aller Menschen, die derzeit mit Krebs leben (z. B. 2016 lebten 1,67 Millionen Krebserkrankte, die innerhalb der letzten 5 Jahre erkrankt waren)
- **Absolute Überlebensrate:** gibt an, wie viele Personen z. B. nach 5 Jahren noch am Leben sind – unabhängig von der Todesursache (z. B. eine absolute Überlebensrate von 80 % bedeutet, dass 80 von 100 Erkrankten nach 5 Jahren noch leben, 20 Personen sind gestorben – allerdings nicht ausschließlich an Krebs)
- **Relative Überlebensrate:** berücksichtigt nur die Sterbefälle an Krebs (z. B. ein relatives 5-Jahres-Überleben von 100 % bedeutet, dass innerhalb von 5 Jahren nach der Krebsdiagnose genauso viele Personen gestorben sind, wie auch ohne die Krebsdiagnose zu erwarten gewesen wäre)
- **5- bzw. 10-Jahres-Überleben:** gibt das Überleben innerhalb von 5 bzw. 10 Jahren nach Diagnosestellung an

---

Zu den drei **häufigsten Tumorerkrankungen bei Männern** gehören Prostata-, Lungen- und Darmkrebs. Abb. 1.1 zeigt die Verteilung der Häufigkeiten der Krebserkrankungen bei Männern.

- Mit ca. 58.800 Neuerkrankungen 2016 ist **Prostatakrebs** mit Abstand die häufigste Krebserkrankung des Mannes. Vor dem 50. Lebensjahr wird die Diagnose Prostatakrebs nur sehr selten gestellt. Das Risiko für einen 35-jährigen Mann, innerhalb der nächsten zehn Jahre daran zu erkranken, liegt unter 0,1 %, das Risiko eines 75-jährigen Mannes dagegen bei etwa 5 %.
- Die zweithäufigste Krebserkrankung des Mannes ist **Lungenkrebs** mit ca. 36.000 Erkrankungen 2016 (RKI, 2019). Hauptrisikofaktor ist Tabakkonsum. Bei Männern sind bis zu neun von zehn Erkrankungen auf aktives Rauchen zurückzuführen.
- **Darmkrebs** wurde 2016 bei 32.300 Männern neu diagnostiziert. Im Laufe eines Lebens erkrankt somit einer von 17 Männern an Darmkrebs. Das Erkrankungsrisiko steigt bis ins hohe Alter an. Mehr als die Hälfte der Erkrankten sind über 70 Jahre alt, das mittlere Erkrankungsalter liegt bei 72 Jahren. Auch bei Darmkrebs gehören Tabakkonsum und Übergewicht zu den häufigsten Risikofaktoren.

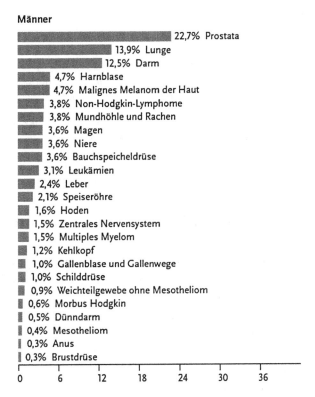

Männer

Abb. 1.1   Häufigste Tumorerkrankungen des Mannes in Deutschland 2016 (RKI, 2019)

Neben diesen drei häufigsten Krebserkrankungen des Mannes gibt es zahlreiche weitere, z. T. sehr seltene Tumordiagnosen (siehe Abb. 1.1).

Ca. 5 bis 10 % der Krebserkrankungen beruhen auf einer **angeborenen genetischen Veranlagung** (= Disposition). Krebserkrankungen treten in diesen Familien gehäuft und schon in jüngerem Alter auf. Wichtig ist, dass nicht alle Personen, die eine genetische Veranlagung haben, auch an Krebs erkranken. Falls so eine genetische Veranlagung besteht, haben Betroffene die Möglichkeit einer optimalen Beratung und Betreuung in bestimmten Zentren und können eine sogenannte intensivierte Früherkennung in Anspruch nehmen. Weitere Informationen dazu finden sich beim BRCA-Netzwerk e.V. (www.brca-netzwerk.de) oder dem Deutschen Konsortium für Familiären Darmkrebs (https://www.hnpcc.de) sowie dem Deutschen Konsortium Familiärer Brust- und Eierstockkrebs (https://www.konsortium-familiaerer-brustkrebs.de).

> **Übersicht**
>
> Um weitere Informationen zu den einzelnen Krebserkrankungen zu erhalten, sind die **Webseiten der Deutschen Krebshilfe** unter https://www.krebshilfe.de/informieren/ueber-krebs/krebsarten/ oder die **blauen Ratgeber der Deutschen Krebshilfe** https://www.krebshilfe.de/informieren/ueber-krebs/infothek/infomaterial-kategorie/die-blauen-ratgeber/ zu empfehlen.
>
> Darüber hinaus finden sich weitere vertiefende Informationen auch in den **Patienten- und Gesundheitsleitlinien** aus dem Leitlinienprogramm Onkologie https://www.leitlinienprogramm-onkologie.de/patientenleitlinien/ sowie beim **Krebsinformationsdienst** https://www.krebsinformationsdienst.de.

1.2 Was passiert bei der Krebsentstehung?

Warum entsteht Krebs? Diese Frage beschäftigt und quält viele Betroffene und auch Angehörige (siehe Abschn. 3.1, S. 42). Leider gibt es bis heute keine zufriedenstellende Erklärung, warum Krebs entsteht. Die biologische Erklärung ist: Wenn sich Zellen im Körper unkontrolliert teilen, kann Krebs entstehen. Dies kann dadurch passieren, dass es Schäden am Erbmaterial oder Fehler beim Ablesen der Erbinformation in den Zellen gibt. Somit wachsen diese Zellen und teilen sich, obwohl sie das eigentlich nicht sollten. Sie können ihren angestammten Platz im Gewebe verlassen und sich im Körper ausbreiten.

Tumore werden nach dem Gewebe bezeichnet, aus dem sie ursprünglich stammen, daher gibt es bei den sogenannten **soliden Tumoren** (haben ihren Ursprung an einem Ort) folgende Bezeichnungen:

- **Karzinome**: aus Gewebe, das die inneren und äußeren Oberflächen im Körper bedeckt
- **Sarkome**: im Binde- und Stützgewebe (z. B. Fettgewebe, Muskeln, Knochen)
- **Blastome**: embryonale Tumore, die während der Gewebe- oder Organentwicklung entstehen

Bösartige Erkrankung des lymphatischen Systems (Lymphome) oder blutbildenden Systems (Leukämien) werden als **systemische Krebserkrankungen** bezeichnet, weil sie den ganzen Körper betreffen.

1.3   Wie wird Krebs eigentlich entdeckt?

Um Krebs frühzeitig erkennen zu können, ist die **Krebsfrüherkennung** hilfreich. Das Ziel liegt in der Entdeckung von Tumoren in einem **frühen Stadium**. In frühen Stadien lassen sich Tumore erfolgreicher und schonender behandeln als im fortgeschrittenen Stadium. Von den Krankenkassen werden Früherkennungsuntersuchungen finanziell übernommen. Zur Früherkennung von Darmkrebs kann im Alter von 50–54 Jahren jährlich und ab 55 Jahre alle zwei Jahre ein immunologischer Test auf verstecktes Blut im Stuhl durchgeführt werden. Darüber hinaus können Männer ab 50 Jahren eine Darmspiegelung (Koloskopie) vornehmen lassen, bei der auch Darmpolypen entfernt werden, die sich zu Krebs entwickeln können. Nach zehn Jahren kann bei unauffälligem Befund eine Wiederholungskoloskopie stattfinden. Hinsichtlich der Prostatakrebsfrüherkennung können Männer ab 45 Jahren einmal jährlich eine Untersuchung der äußeren Geschlechtsorgane sowie eine Tastuntersuchung der Prostata und der Lymphknoten durchführen lassen. Der PSA-Test im Blut ist kein Bestandteil der gesetzlichen Früherkennung. Die Kosten müssen somit vom Patienten selbst übernommen werden. Bisher gibt es noch keine geeignete Methode zur Früherkennung von Lungenkrebs.

Zur **Diagnose** von Krebs sind sowohl bildgebende Verfahren als auch die Analysen von Zell- und Gewebeproben wichtig. Dazu gehören Röntgenuntersuchungen, wie z. B. die Magnetresonanztomografie, Computertomografie, Positronen-Emissions-Tomografie, Szintigrafie zur Untersuchung von Knochen oder der Schilddrüse, Ultraschall, Endoskopie, Laboruntersuchungen, Biopsien oder Punktionen zur Entnahme und mikroskopischen Untersuchung von Gewebeproben. Anhand dieser Gewebeproben können Aussagen über die Gut- oder Bösartigkeit des Tumors gemacht werden. Einige dieser Untersuchungen werden von den betroffenen Männern auch als sehr unangenehm erlebt, weil sie z. B. schmerzhaft, mit lauten Geräuschen oder Enge verbunden sind. Hinzu kommen Ängste und ein Gefühlschaos zwischen Hoffen und Bangen, welches die Situation noch erschweren kann – sowohl für die Patienten als auch für ihre Partnerinnen. **Sich gemeinsam in dieser Phase zu unterstützen und füreinander da zu sein, ist sehr hilfreich.**

Auch wenn die Diagnosemethoden immer weiter verbessert und verfeinert werden und somit eine hohe Zuverlässigkeit aufweisen, sind „Fehler" oder „Fehlinterpretationen" der Befunde möglich. Hier empfiehlt sich nach Rücksprache mit dem behandelnden Arzt, eine **Zweit- oder Drittmeinung** einzuholen.

1.4   Wie stehen die Überlebenschancen?

Auch wenn Krebs vielfach mit Hoffnungslosigkeit und Unheilbarkeit in Verbindung gebracht wird – die Krebssterblichkeit in Deutschland ist seit Jahren rückläufig und die Lebenserwartung der Erkrankten (die sogenannte Überlebenszeit) steigt deutlich. Starben in den 1980er-Jahren noch über $^2/_3$ der Patienten an der Krebserkrankung, so kann man heute davon ausgehen, dass mehr als die **Hälfte der Betroffenen dauerhaft geheilt** werden kann. Dies liegt in erster Linie an den Verbesserungen bei der Vorbeugung (Prävention) und Früherkennung, aber auch an den immer weiter spezialisierten Behandlungsmethoden. Allerdings unterscheiden sich die Prognosen und die Überlebensdauer bei den einzelnen Krebsarten z. T. sehr deutlich.

Bei Männern finden sich die gleichen Krebsarten bei den **häufigsten Krebstodesfällen** wie bei den Neuerkrankungen – allerdings in einer anderen Reihenfolge: Lungenkrebs, Prostatakrebs und Darmkrebs (siehe Abb. 1.2).

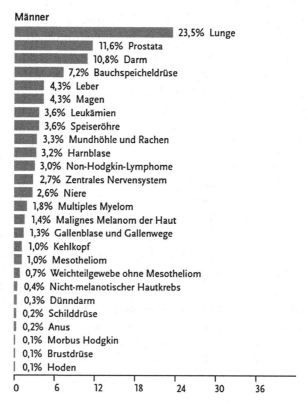

Abb. 1.2 Anteil der häufigsten Tumorerkrankungen an allen Krebssterbefällen 2016 (RKI, 2019)

Lungenkrebs geht häufig mit einer schlechteren Prognose einher, was sich auch in der niedrigen relativen 5-Jahres-Überlebensrate von 15 % ausdrückt. Das mittlere Sterbealter liegt bei 72 Jahren.

Auch wenn **Prostatakrebs** die häufigste Krebsneuerkrankung ist, hat sich aufgrund der Verbesserungen in der Diagnostik und Therapie die Sterberate deutlich verringert. Die absolute 5-Jahres-Überlebensrate liegt bei 75 %, die relative 5-Jahres-Überlebensrate bei 89 % (zu den Begrifflichkeiten siehe S. 11). Circa $^2/_3$ der Krebserkrankungen werden in einem frühen Stadium diagnostiziert.

Auch bei **Darmkrebs** ist die Sterblichkeit in den letzten 10 Jahren deutlich zurückgegangen. Die relative 5-Jahres-Überlebensrate liegt für Männer bei 62 %, die absolute bei 51 %. Das mittlere Sterbealter liegt bei 76 Jahren.

Bitte beachten Sie, dass diese statistischen Daten keinerlei persönliche Schicksale berücksichtigen und werten. **Denn: Jede Krebserkrankung verläuft individuell!** Somit lassen sich nur bedingt individuelle Prognosen aus diesen allgemeinen Zahlen ableiten. Auch wenn Sie vielleicht andere Personen kennen, die ebenfalls an Krebs erkrankt sind oder waren, vielleicht auch Personen, die Ihnen nahestehen oder standen (Familienmitglieder, Freunde etc.), sind **Vergleiche mit anderen Krebserkrankten wenig zielführend**, da der Erkrankungsverlauf individuell sehr variieren kann und auch die Behandlungen sehr individualisiert sein können.

„Der Mann einer Bekannten war auch an Krebs erkrankt und es ging ihm sehr schlecht." (57-jährige Frau eines Krebspatienten)

Sollten Sie in der Vergangenheit eigene Erfahrungen mit Krebs in der Familie oder im Freundeskreis gemacht haben, können diese Erinnerungen durch die aktuelle Situation wieder aktiviert werden und möglicherweise auch Sorgen oder negative Gedanken und Gefühle auslösen. Achten Sie darauf, inwiefern diese Erinnerungen und Erfahrungen aus der Vergangenheit Einfluss auf die aktuelle Situation nehmen. Berücksichtigen Sie dabei, dass **Krebs nicht gleich Krebs** ist und sich das Behandlungsspektrum in den letzten Jahren verändert hat. Es ist durchaus auch möglich, dass Sie **positive Erfahrungen** erlebt haben oder Beispiele, die Ihnen Mut machen können.

„Ich bin relativ schnell nach der Diagnose zur Selbsthilfegruppe gegangen. Die Gespräche mit den Männern dort waren sehr hilfreich. Ich konnte mich somit gut auf das vorbereiten, was noch vor mir lag." (65-jähriger Prostatakrebspatient)

Um sich darüber klar zu werden, ob Erfahrungen oder frühere Berührungspunkte mit Krebs, die aktuelle Situation – positiv oder negativ – beeinflussen, kann die folgende Übung hilfreich sein.

Übersicht

Übung zum Nachdenken:
Denken Sie einen Moment über die folgenden Fragen nach.

- Habe ich in der **Vergangenheit Erfahrungen mit Krebs,** z. B. im Familien- oder Freundeskreis, in der Nachbarschaft oder bei Arbeitskollegen, gemacht? Wenn ja, welche?
- Beeinflussen diese Erfahrungen die **aktuelle Situation?**
- Falls ja, **inwiefern beeinflussen diese Erfahrungen** die aktuelle Situation? Positiv oder negativ?
- Wie kann ich die Erfahrungen aus der Vergangenheit auch **sinnvoll nutzen,** z. B. als Ressource, zur Stressbewältigung etc.?
- Was habe ich in der Vergangenheit erlebt oder gelernt, das **jetzt hilfreich** sein könnte? Und wie kann ich das nutzen?

Um mehr über den möglichen Verlauf der Krebserkrankung zu erfahren, sind der behandelnde Arzt oder die behandelnde Ärztin die beste Ansprechperson. Anhand der individuellen medizinischen Befundlage können mögliche Parameter und Merkmale des Krebses am besten eingeschätzt werden und eine optimierte Behandlung geplant und durchgeführt werden.

2

Was kommt nach der Diagnose?

Inhaltsverzeichnis

Die Diagnose Krebs ist gestellt – aber was heißt das jetzt eigentlich? Muss jetzt ganz schnell gehandelt werden? Bleibt Zeit für Entscheidungen? Können Therapien auch abgelehnt werden? Darf man auch eine zweite Meinung einholen?

Der Verlauf einer Krebserkrankung und -behandlung kann in einzelne Phasen unterteilt werden, wobei auch hier der jeweilige individuelle Verlauf phasenübergreifend sein kann – eine „Norm" gibt es an dieser Stelle nicht. Während dieser einzelnen theoretischen **Krankheits- und Behandlungsphasen** kann es zu unterschiedlichen Herausforderungen und Belastungen – sowohl für den Patienten als auch für die Partnerin – kommen (siehe Abb. 2.1).

© Der/die Autor(en), exklusiv lizenziert durch Springer-Verlag GmbH, DE, ein Teil von
Springer Nature 2022
J. Ernst, T. Zimmermann, *Mein Mann hat Krebs*,
https://doi.org/10.1007/978-3-662-64809-4_2

- Ängste, Verunsicherungen, Schock
- Wartezeiten
- neue, verschiedene Gesprächspersonen, viele Untersuchungen und Informationen
- massive Gefühlsschwankungen (Hoffnung vs. Angst)
- Therapieentscheidungen treffen

- Kombination verschiedener Therapien
- Nebenwirkungen
- Ängste, Distress
- „Autopilot"
- Kontrollverlust
- Gefühl des „Ausgeliefertseins"
- oft kurze Liegezeiten im Krankenhaus

Phase der Diagnosefindung

Primärbehandlung

- erste Auseinandersetzung mit der Erkrankung und den Folgen – auch den psychischen
- erste Schritte der Krankheitsbewältigung sind möglich
- „zu Kräften kommen"
- „durchatmen"

- Schutz der therapeutischen Institutionen nicht mehr vorhanden → Ängste, Sorgen
- Frage nach (beruflicher) Leistungsfähigkeit
- Ziele für die Zukunft
- Veränderung von Zielen und Prioritäten möglich
- Progredienzangst (Angst vor dem Wiederauftreten der Erkrankung)

Anschlussheil-behandlung (AHB) oder Rehabilitation

Rückkehr in das „normale" Leben

Abb. 2.1 Theoretische Krankheitsphasen mit ihren Herausforderungen und Belastungen

2.1 Phase der Diagnosefindung und Tipps für Arztgespräche

Eine Krebserkrankung geht für viele Menschen mit einer Reihe von einschneidenden Belastungen einher. Oft kommt die Diagnose völlig unerwartet und trifft Patient und Angehörige gänzlich unvorbereitet.

> „Plötzlich ruft mein Urologe an und sagt mir, dass bei der Biopsie 3 der 5 Stanzen positiv waren." (63-jähriger Patient mit Prostatakrebs)

„Mein Mann hat schon länger über Rückenschmerzen geklagt, aber dass das jetzt Lungenkrebs ist, damit hat keiner von uns gerechnet. Das war ein Schock."
(55-jährige Frau eines Patienten mit Lungenkrebs)

Die meisten Betroffenen fühlen sich im Vorfeld nicht krank oder unwohl. Allerdings ändert sich dies häufig mit der Diagnosestellung. Die körperliche, seelische und soziale Existenz ist bedroht. Eine ganze Reihe von belastenden Ereignissen tritt ein, die das Leben auf den Kopf stellen können. Angst und Unsicherheit stehen im Vordergrund.

„Ich habe an einem körperlichen Leistungstest teilgenommen, da wurde mir die Leistungsfähigkeit eines 35-Jährigen bescheinigt. Allerdings zeigte sich im Blut auch ein hoher PSA-Wert." (50-jähriger Mann mit Prostatakrebs)

Zum Zeitpunkt der Diagnosestellung befinden sich viele Betroffene in einer Art „Schockzustand". Es ist dann nahezu unmöglich, einen klaren, rationalen Gedanken zu fassen, denn das Denken lässt sich nicht fokussieren, schweift ständig ab, nicht selten in aufwühlende Fantasien zu Sterben und Tod. Patienten und Angehörige werden von Gefühlen des Hoffens und Bangens regelrecht überschwemmt. In diesem Zustand ist es nicht einfach, die gesamten Informationen, die man während der Diagnosevermittlung und darüber hinaus erhält, aufzunehmen, zu ordnen und zu bewerten. Hier ist es hilfreich, **gemeinsam als Paar oder mit einer vertrauten Person zu den Arztgesprächen** zu gehen.

„,Sie haben Zeit', hat der Urologe gesagt. ,Denken Sie in Ruhe über die Behandlungsmöglichkeiten nach'... aber was war das jetzt alles genau? Irgendwie fällt es mir so schwer, die vielen Informationen zu sortieren und dann auch noch eine Entscheidung zu treffen." (64-jähriger Patient mit Blasenkrebs)

Es müssen möglicherweise Behandlungsentscheidungen getroffen werden und dies zu einem Zeitpunkt, wo viele Betroffene noch gar nicht fassen und akzeptieren können, dass sie an Krebs erkrankt sind. In den meisten Fällen ist es nicht nötig, bei Behandlungsentscheidungen überstürzt zu handeln. Die Verarbeitung der notwendigen Informationen braucht **Zeit** und Gelegenheit, in Ruhe darüber nachzudenken. Nur so lassen sich diese Therapieentscheidungen gut treffen. Sind Sie unsicher, kann auch eine Zweit- oder Drittmeinung hilfreich sein, um eine für Sie passende Entscheidung zu treffen. Der behandelnde Arzt oder die behandelnde Ärztin sollte Sie hierbei unterstützen, denn Sie haben das Recht auf eine Zweitmeinung!

Um sich auf ein Arztgespräch gut vorzubereiten, finden Sie im Folgenden ein paar Tipps.

Übersicht

Tipps für Arztgespräche

- Gehen Sie **gemeinsam** (mit einer vertrauten Person) zu Arztterminen.
- Viele Menschen sind während eines Arztgespräches aufgeregt, deswegen ist es hilfreich, sich vorab die Fragen zu notieren und sich auch während des Gesprächs **Notizen** zu machen.
- Scheuen Sie sich nicht davor, **nachzufragen**, wenn Sie etwas nicht sofort verstanden haben. Fragen Sie auch mehrfach – so lange, bis Sie es verstanden haben. Jede Frage ist erlaubt!
- Versuchen Sie, die wichtigen Inhalte des Gesprächs mit eigenen Worten **zusammenzufassen**. So können Missverständnisse vermieden werden.
- Informieren Sie Ihren Arzt oder Ihre Ärztin über **alle wichtigen krankheitsbezogenen Aspekte**. Welche Medikamente nehmen Sie aktuell ein, auch rezeptfreie Arzneimittel, naturheilkundliche Produkte oder Nahrungsergänzungsmittel? Auch über weitere Erkrankungen sollte der behandelnde Arzt oder die behandelnde Ärztin informiert werden.
- Wenn wichtige Therapieentscheidungen anstehen, dürfen Sie auch um ein paar Tage **Bedenkzeit** bitten. Dies wird in der Regel die Heilungschancen nicht verschlechtern, denn in den meisten Situationen ist ein sofortiges Handeln nicht notwendig.
- Wenn Sie zwischen verschiedenen Behandlungsmöglichkeiten wählen müssen, sollten Sie sich **umfassend informieren** und sich für die Entscheidung die **notwendige Zeit** nehmen.
- Bitten Sie Ihren Arzt oder Ihre Ärztin darum, sich etwas **Zeit zu nehmen**. Für die Ärzte oder Ärztinnen handelt es sich meist um Routinen, für Sie ist jedoch alles Neuland.
- Wenn Sie Zweifel am beschriebenen Vorgehen haben oder Unsicherheiten bemerken, können Sie jederzeit auch eine **Zweitmeinung** einholen. Sie haben ein Recht auf eine Zweitmeinung und auf eine freie Arztwahl.
- Sie haben als Patient auch ein Recht, Einsicht in Ihre medizinische Akte zu nehmen.

Für viele Betroffene sind die **Wartezeiten**, zum Beispiel zwischen einer Untersuchung und der Mitteilung des Untersuchungsergebnisses, sehr anstrengend und zermürbend. Auch die Wartezeit auf den Beginn der Behandlung kann sowohl für den Patienten als auch für die Frau eine belastende Zeit sein.

„Diese Wartezeit auf das Ergebnis der Untersuchung hat mich ganz verrückt gemacht. Mein Mann war auch ganz angespannt. Ich habe gemerkt, dass er sehr ruhig und einsilbig war." (61-jährige Frau eines Krebspatienten)

„Meine OP musste verschoben werden – ein Notfall. Jetzt musste ich wieder warten." *(58-jähriger Krebspatient)*

Viele medizinische Behandlungen werden von den onkologischen Patienten als belastend, aufwühlend und „krankmachend" erlebt und gehen vielfach mit **Nebenwirkungen** einher. Dies kann zu Ängsten vor den Behandlungen führen. Sprechen Sie mit dem medizinischen Team hinsichtlich der zu erwartenden Nebenwirkungen. Oftmals besteht auch die Möglichkeit, die Nebenwirkungen zu reduzieren oder ergänzend alternative Verfahren zur Linderung der Nebenwirkungen einzusetzen. Dies sollte aber unbedingt in Absprache mit dem medizinischen Team erfolgen!

Im weiteren Verlauf der Erkrankung kann auch die Angst vor einem Wiederauftreten oder einer Verschlechterung der Erkrankung – die **Progredienzangst** – hinzukommen (siehe Abschn. 2.4, S. 30).

Viele Betroffene erleben in dieser Phase der Krebserkrankung einen **Autonomie- und Kontrollverlust**. Sowohl für den erkrankten Mann als auch für die Partnerin werden Anpassungsleistungen in vielen Lebensbereichen erforderlich (z. B. Beruf, Familie, Haushalt, Freizeit) und es werden möglicherweise auch Lebens- und Zukunftspläne in Frage gestellt.

„Ich habe immer alles selber entschieden in meinem Leben. Jetzt habe ich das Gefühl ausgeliefert zu sein." *(64-jähriger Mann mit Prostatakrebs)*

„Eigentlich wollten wir jetzt die Dinge mache, die wir während des Berufslebens nicht machen konnten – reisen, Freunde besuchen etc. Das wird jetzt wohl erstmal nichts werden." *(66-jährige Frau eines Krebspatienten)*

Die Diagnose einer Krebserkrankung kann sich unter Umständen sowohl für den betroffenen Mann als auch für die Frau zu einem **traumatischen Ereignis** entwickeln. Die Amygdala, das sogenannte „Angstzentrum" im Gehirn, wird aktiviert, so dass rationale Bewältigungsstrategien und Lösungen zunächst nicht mehr zugänglich sind. Bei extremer **Angst** kann der normale Informations- und Integrationsprozess blockiert werden und eigentlich nicht bedrohliche oder gefährliche Alltagsreize können **übermäßige Angstreaktionen** auslösen. Die Betroffenen erleben oft unverhofft und ohne Anlass extreme Angst und Panik, die in der Situation nicht angemessen ist und von ihnen selbst und der Umgebung als befremdlich erlebt wird. Es kann z. B. vorkommen, dass bestimmte Auslöser wie die Klinik, Berichte über Krebs etc. dazu führen, dass Sie plötzliche Angstsymptome erleben.

Angst kann zu einer erhöhten physiologischen Erregung führen und in der Folge auch **Schlafstörungen, erhöhte Schreckhaftigkeit oder Konzentrationsstörungen** nach sich ziehen.

> *„Ich habe noch nie so viel über meinen Körper nachgedacht. Wie kann das sein? Warum habe ich das nicht bemerkt? Nachts wache ich auf und checke meinen Körper."* (67-jähriger Krebspatient)

> *„Das Einschlafen klappt meist noch gut, aber wenn ich dann nachts aufwache, dann kommen die Gedanken. Was soll nur werden? Kommt der Krebs wieder? Ist er vielleicht schon wieder da? Mein Herz fängt an zu klopfen, mir wird heiß und ich bekomme keine Luft mehr."* (35-jährige Frau eines Krebspatienten)

Angst kann auch dazu führen, dass **bestimmte Situationen vermieden** werden, wie z. B. die Klinik, in der man behandelt wurde. Vermeidung kann sich nicht nur auf Orte beziehen, sondern auch auf Gesprächsthemen, z. B. indem Paare nicht miteinander über die Krebserkrankung sprechen, aus Angst, den anderen zu sehr zu belasten und negative Emotionen hervorzurufen (siehe Kap. 7, S. 94).

Gedanken an die Familie – und hier besonders an die eigenen Kinder – können ebenfalls mit großen Ängsten verbunden sein. Sorgen wie: „Sieht mein Mann unser Enkelkind noch aufwachsen?" oder „Erlebe ich die Einschulung meines Kindes noch?" können sehr quälend sein und zu Traurigkeit, Ängsten und Depressionen führen.

Leider ist in den meisten Fällen der Verlauf einer Krebserkrankung **nicht vorhersehbar**. Somit wird man keine Gewissheit bekommen, ob und wie lange man seine Kinder oder Enkelkinder noch aufwachsen sieht. Dies betrifft allerdings jeden Menschen – die Länge des Lebens ist nicht vorhersehbar und Prognosen darüber sind unsicher und schwer zu treffen. Auch hier können gemeinsame Gespräche zwischen Patient und Partnerin die Angst reduzieren und auch genutzt werden, um bestimmte Handlungen zu planen.

Hinzu kommen häufig auch die sehr quälenden Fragen nach dem **„Warum"**. „Warum bin ich erkrankt?", „Warum ist mein Mann erkrankt?" oder „Was habe ich falsch gemacht?" oder „Was hat er falsch gemacht?". Diese Suche nach Ursachen für die Erkrankung ist nachvollziehbar. Denn wenn man wüsste, warum man erkrankt ist, hätte man möglicherweise wieder mehr Kontrolle und könnte alles tun, damit man nicht wieder erkrankt. Leider ist die Suche nach den Ursachen in den meisten Fällen wenig erfolgreich und führt oft zu Selbstbeschuldigungen und damit zu noch mehr Belastungen (siehe Abschn. 3.1, S. 42).

2.2   Primärbehandlung im Krankenhaus

Die Säulen der medizinischen onkologischen Behandlung bestehen in den meisten Fällen aus Operation, Strahlentherapie, Chemotherapie und Antihormontherapie. Darüber hinaus bieten zielgerichtete Behandlungen wie Immuntherapie, Antikörpertherapie, Kinaseinhibitoren oder Checkpointinhibitoren etc. weitere individuelle Behandlungsoptionen. Mit Hilfe der sogenannten **personalisierten Krebsmedizin** können anhand von Gewebe- und Blutproben Genveränderungen und Zellmerkmale der Krebszellen identifiziert werden, die dann mit individualisierten, maßgeschneiderten und zielgerichteten Behandlungen therapiert werden können.

2.2.1   Exkurs: Fertilitätserhalt

Eine Krebsbehandlung beeinträchtigt in vielen Fällen auch die **Fruchtbarkeit** (= Fertilität). Daher ist es wichtig, sich *vor* **Beginn der Therapie** zu fragen, ob man Kinder bzw. noch weitere Kinder haben möchte. Mit dieser Frage sollten sich alle Krebspatienten und Partnerinnen im zeugungsfähigen Alter unmittelbar nach der Diagnose auseinandersetzen. Obwohl zu diesem Zeitpunkt die Genesung im Vordergrund steht, äußert ein Großteil der infrage kommenden Patienten und Partnerinnen einen Kinderwunsch. Viele Betroffene haben unmittelbar nach der Diagnosestellung das Gefühl, sich erst mal voll und ganz auf die Krebsbehandlung konzentrieren zu wollen oder zu müssen, dennoch sollte auch über das Thema Kinder nachgedacht werden. Gehören Kinder zu meinem Lebensplan? Wie wäre mein Leben ohne Kinder? Wie stehe ich als Partnerin zu dem Thema? Sind für mich Kinder wichtig? Ist für mich ein Leben ohne Kinder vorstellbar? Die Auseinandersetzung mit diesen Fragen kann noch weitere, z. T. grundlegende Fragen zur Paarbeziehung aufwerfen, z. B., ob man noch der „richtige" Partner ist, wenn man keine Kinder mehr zeugen kann. Möglicherweise wird auch die Beziehung insgesamt infrage gestellt.

Hier sollte nicht vorschnell gehandelt werden. Gemeinsame Zeit, um als Paar über diese Fragen nachzudenken, auch wenn sie Ihnen vielleicht zum Zeitpunkt der Diagnosestellung eher zweitrangig erscheinen, können sehr hilfreich sein. Tauschen Sie sich darüber aus und sprechen Sie miteinander über Ihre Wünsche, Ängste und Sorgen. Sprechen Sie auch darüber, was es bedeuten würde, keine Kinder oder keine weiteren Kinder mehr bekommen zu können – für Ihre Partnerschaft, für Sie persönlich und für Ihre gemeinsame Zukunft.

Mit dem Arzt oder der Ärztin sollte besprochen werden, wie sich die **individuelle Krebsbehandlung auf die Fruchtbarkeit** auswirkt und welche **Möglichkeiten des Fertilitätserhalts** gegeben sind. Wenn Patienten einen Kinderwunsch haben, kann dies gegebenenfalls bei der Wahl der entsprechenden Therapie berücksichtigt werden. Es ist daher sehr wichtig, dieses Thema **vor** Beginn der Behandlung anzusprechen.

Bei Männern besteht die Möglichkeit Spermien oder Hodengewebe einfrieren zu lassen. Dieser Prozess wird auch **Kryokonservierung** genannt. Hierbei werden vor der Krebsbehandlung durch Ejakulation die Samenzellen gewonnen und eingefroren. Durch eine künstliche Befruchtung kann die Partnerin mit dem eingefrorenen Sperma dann später schwanger werden. Ist es nicht möglich, auf diese Weise Spermien zu gewinnen, kann auch Hodengewebe operativ entnommen und dann eingefroren werden. All diese Maßnahmen müssen **vor** Beginn der Krebstherapie erfolgen. Leider werden Krebserkrankte nicht immer nach der Diagnosestellung über diese Möglichkeiten aufgeklärt, so dass es wichtig ist, hier die Initiative zu ergreifen und das **Thema aktiv anzusprechen**. Männer können sich in jedem Kinderwunschzentrum über die Möglichkeiten des Fertilitätserhalt informieren sowie über die Kostenübernahme durch die Krankenkassen. Weitere Informationen finden Sie auch auf www.fertiprotekt.com.

2.2.2 Nebenwirkungen der medizinischen Behandlung

Während der primären Behandlung stellen **Nebenwirkung** der medizinischen Behandlung, aber auch mögliche Spät- oder Langzeitfolgen eine große Belastung für Betroffene dar. Einige Nebenwirkungen können durch supportive, also begleitende und unterstützende Therapien eingedämmt werden bzw. gehen nach Abschluss der Therapie zügig zurück. Eine Reihe von Nebenwirkungen treten bei vielen Betroffenen auf, allerdings – welche Nebenwirkungen wie stark auftreten, ist **individuell sehr unterschiedlich**. Bei der Chemotherapie betreffen häufige Nebenwirkungen die Veränderungen der Haut- und Schleimhäute sowie Haarausfall und Durchfall. Aber auch Veränderungen im Stoffwechsel, im Blutbild, kardiologische oder neurologische Veränderungen sind möglich. Auch bei der Strahlentherapie kann es zu Übelkeit und Erbrechen, Hautveränderungen, Schleimhautentzündungen und Blutbildbeeinträchtigungen kommen.

Patienten sollten sich intensiv über zu erwartende Nebenwirkungen, aber auch über Spät- oder Langzeitfolgen informieren und sich auch nicht scheuen, bei Fragen hierzu eine zweite Meinung einzuholen – hierauf haben Sie ein

Recht. Die Entscheidung über die Durchführung einer medizinischen Behandlung sollte immer unter Abwägung des Nutzens auf der einen Seite und den möglichen Nebenwirkungen mit Einbußen der Lebensqualität auf der anderen Seite erfolgen.

Ängste und psychische Belastungen (Distress) können die Lebensqualität der Betroffenen deutlich beeinträchtigen. Auch im Akutkrankenhaus – insbesondere in zertifizierten onkologischen Zentren[1] – besteht die Möglichkeit, sich hierfür Unterstützung zu holen – durch **psychoonkologische Gespräche** (siehe Abschn. 8.5, S. 106). Der Fokus dieser Gespräche liegt darauf, den Umgang mit diesen Ängsten und Belastungen zu erleichtern und erste Strategien zu erlernen, um die Krankheit etwas besser bewältigen zu können. Auch Angehörige haben Anspruch auf ein psychoonkologisches Beratungsgespräch.

2.3 Anschlussheilbehandlung und Rehabilitation

Nach der medizinischen Behandlung im Akutkrankenhaus oder in einer onkologischen Ambulanz gibt es die Möglichkeit, eine **Anschlussheilbehandlung oder Rehabilitation** in Anspruch zu nehmen (siehe Abschn. 8.5.3, S. 110). Eine Anschlussheilbehandlung schließt unmittelbar (spätestens 2 Wochen nach der Entlassung aus dem Krankenhaus) an eine stationäre Krankenhausbehandlung an und hilft Patienten, möglichst schnell in das Alltags- oder Berufsleben zurückzufinden. Bestehen Probleme und Beschwerden weiter, sollte die Möglichkeit einer Rehabilitation (ambulant oder stationär) in Betracht gezogen und mit dem Arzt besprochen werden. Während der Rehabilitationsmaßnahme erhalten Betroffene Unterstützung bei der Bewältigung der Krankheitsfolgen. Die Ziele der Rehabilitationsmaßnahme richten sich auf die Wiederherstellung der körperlichen Gesundheit, die Stabilisierung der psychischen und sozialen Funktionsfähigkeit sowie auf die familiäre und berufliche Integration. Der Erhalt oder die Verbesserung der Lebensqualität und auch die Unterstützung bei der Krankheitsverarbeitung sind zentrale Ziele. Es besteht auch die Möglichkeit für psychoonkologische Gespräche sowohl im Einzel- als auch im Gruppensetting.

---

[1] Bei zertifizierten onkologischen Zentren handelt es sich um Kliniken, die z. B. als Brustkrebszentrum, Darmkrebszentrum etc. von der Deutschen Krebsgesellschaft zertifiziert sind. Für die Zertifizierung müssen bestimmte Qualitätsstandards eingehalten werden, u. a. muss ein psychoonkologisches Angebot sowohl für Erkrankte als auch für Angehörige vorgehalten werden.

Während in der medizinischen Behandlung viele Patienten auf „Autopilot" schalten und versuchen, diese Zeit irgendwie zu überstehen, findet in der Rehabilitation oft eine **erste Auseinandersetzung mit der Erkrankung** und den körperlichen, psychischen und seelischen Folgen statt.

> *„Die Behandlung habe ich einfach über mich ergehen lassen. Erst in der Reha kamen dann die Gedanken… Was ist jetzt? Ist alles wieder gut? Was habe ich in den letzten Wochen und Monaten alles mitgemacht."* *(51-jähriger Krebspatient)*

Viele Betroffene nutzen diese Zeit, um wieder zu Kräften zu kommen und auch mal durchzuatmen. Erste Schritte der Krankheitsbewältigung sind möglich.

Partnerinnen haben die Möglichkeit, ihre Männer während der Rehabilitation zu begleiten – entweder indem sie selber auch eine Rehabilitationsmaßnahme beantragen oder die Zeit im Hotel oder in der Rehabilitationsklinik verbringen.

2.4 Die medizinische Behandlung ist vorbei – Rückkehr ins „normale" Leben

Sind die medizinische Behandlung und Rehabilitation abgeschlossen, geht dies für Betroffene häufig mit neuen Ängsten einher. Der Schutz der therapeutischen Institutionen, der für die Sicherheit der medizinischen Fürsorge und für die Linderung der Erkrankung steht, ist nicht mehr vorhanden.

> *„Bin ich jetzt wirklich geheilt? Woran merke ich, wenn der Krebs wiederkommt?"* *(60-jähriger Krebspatient)*

Vielleicht besteht aber auch nach Beendigung der onkologischen Therapie die Erwartung, dass jetzt wieder alles so wird wie vorher.

> *„Die Behandlung war jetzt vorbei und alles sollte so werden wie vorher – aber irgendwie war dann doch vieles anderes"* *(58-jähriger Krebspatient)*

Die Frequenz der regelmäßigen Arztbesuche verringert sich, die Abstände vergrößern sich. Dies kann zu einem Verlust von subjektiver Sicherheit führen. Die Angst vor dem Wiederauftreten der Krankheit oder Metastasen kommt hinzu – die sogenannte Progredienzangst.

2.5 Was ist, wenn der Krebs wiederkommt? – Die sogenannte Progredienzangst

Progredienzangst ist die **Angst, Sorge oder Befürchtung vor dem Fortschreiten bzw. dem Wiederauftreten einer chronischen Erkrankung** (Lebel et al., 2016). Diese Angst tritt somit nicht nur bei Krebserkrankungen, sondern auch bei anderen chronischen Erkrankungen, wie z. B. Rheuma, Multipler Sklerose, Diabetes, Schmerzerkrankungen etc., auf. Die Angst vor dem Fortschreiten der Erkrankung umfasst sowohl den Verlauf der Krankheit, z. B. ein Rezidiv (erneuter Ausbruch) zu bekommen, als auch die Ängste vor psychosozialen Konsequenzen, etwa „wieder in ein schwarzes Loch zu fallen" (Waadt et al., 2011). Progredienzangst ist die stärkste und häufigste psychische Belastung chronisch Kranker. Circa 50 % der Krebserkrankten berichten eine mittlere bis hohe Progredienzangst (Simard et al., 2013). Auch Angehörige von Krebspatienten zeigen ein vergleichbares Ausmaß an Progredienzangst (Zimmermann et al., 2012). Die Ängste beziehen sich dabei auf folgende Bereiche:

- Angst vor Tod/Sterben,
- Angst vor der Unvorhersehbarkeit des Krankheitsverlaufs,
- Angst vor Hilflosigkeit,
- Angst davor, dahinzusiechen,
- Angst, nicht mehr für die Familie da sein zu können,
- Angst, nicht mehr arbeiten zu können,
- Angst vor Verschlechterung der familiären Beziehungen.

Die Besonderheit der Progredienzangst liegt darin, dass es sich um eine **Realfurcht** handelt. Realfurcht bedeutet, dass die Angst aus der realen Erfahrung einer schweren, potenziell lebensbedrohlichen Erkrankung und ihrer Behandlung entsteht – wie z. B. bei einer Krebserkrankung (Waadt et al., 2011). Das heißt, die Angst ist nicht irrational (= unbegründet), sie ist nicht situationsungebunden, wie z. B. bei einer Panikstörung („Angst aus heiterem Himmel"), und sie ist auch nicht frei flottierend (d. h. ein anhaltendes Gefühl von diffuser Angst, für die kein realer, konkreter Grund vorliegt). Eine **Realfurcht beschreibt eine im Grunde normale, adaptive Furchtreaktion**, die im Rahmen einer ernsthaften Erkrankung auftreten kann und deren Funktion darin besteht, **Kraft und Motivation für Selbstfürsorge** bereitzustellen (Waadt et al., 2011).

Wichtig

Progredienzangst ist eine **normale Reaktion mit einer adaptiven (hilfreichen) Funktion,** indem sie hilfreiche Strategien zur Bewältigung bereitstellt. Sie kann aber auch ein dysfunktionales (belastendes) Ausmaß annehmen.

2.5.1 Wann ist Progredienzangst nicht mehr „normal"?

Es gibt einige Hinweise, an denen man erkennen kann, das **Progredienzangst belastend,** also „nicht mehr normal" ist. Zum Beispiel ist die Angst kaum noch an konkrete Bedrohungen durch die Krebserkrankung geknüpft. Normalerweise finden sich bestimmte **Auslöser** oder sogenannte Hinweisreize, die zum Auftreten der Progredienzangst führen: Sie erfahren, dass der Nachbar an Krebs erkrankt sei. Dies kann dazu führen, dass eigene Ängste vor einem Rezidiv aufkommen können. Wenn die Angst allerdings auch ohne erkennbaren Auslöser auftritt – irgendwie immer da ist – und somit kaum noch an die konkrete Bedrohung durch die Krebserkrankung angeknüpft ist, ist dies ein Hinweis auf eine dysfunktionale (= nicht hilfreiche) Progredienzangst.

Ein weiterer Hinweis für eine übermäßige Progredienzangst ist, wenn das Angstgefühl zur **Stimmung** wird, d. h., die Angst ist dann keine Reaktion mehr auf eine unmittelbare Bedrohung, sondern dauerhaft, lang anhaltend. Sie nimmt nur verzögert ab und tritt in ganz unterschiedlichen Situationen auf. Die Ängste werden unspezifisch, häufig kommt Depressivität hinzu.

„Ständig muss ich grübeln und bin viel ängstlicher als vorher. Ich weiß gar nicht woher das kommt." (57-jährige Frau eines Krebspatienten)

Nimmt die Progredienzangst ein dysfunktionales Ausmaß an, bleibt häufig die **Selbstfürsorge** aus. Das heißt, das Denken und Handeln wird unspezifisch und nicht mehr zielgerichtet. Die Lebensqualität wird nachhaltig eingeschränkt, und die Bewältigung des normalen Alltags ist stark erschwert.

„Die meiste Zeit sitze ich in meinem Sessel und grübele darüber nach, was mit mir passiert ist und was nun noch alles auf mich zukommt." (62-jähriger Krebspatient)

Darüber hinaus findet sich in der Paarbeziehung auch ein wechselseitiger Zusammenhang zwischen der Angst des einen und der Angst des anderen. Die Partnerschaft bzw. die Partnerschaftszufriedenheit haben sich dabei als

Schutzfaktoren gegen Angst erwiesen. Das heißt Paare, die mit ihrer Partnerschaft zufrieden sind und gute gemeinsame Bewältigungsstrategien haben, zeigen geringere Progredienzängste als Paare, die unzufrieden mit ihrer Beziehung sind.

2.5.2 Wie kann man mit Progredienzangst umgehen?

Das Ziel liegt **nicht** darin, **keine** Angst mehr zu erleben. Sondern es geht vielmehr darum, wie man die **Angst umbewerten und produktiv nutzen** kann. Angst ist eine wichtige Emotion, die Signale gibt und eine vermutete Bedrohung markiert, gegen die im Moment keine Abwehr- und Handlungsmöglichkeiten zur Verfügung stehen. Angst kann also auch **Kraft und Antrieb zum Handeln** sein, z. B. indem man auf die bedrohliche Situation mit dem Rückgriff auf angemessene Verhaltensweisen reagiert, etwa Informationen suchen, Selbstfürsorge betreiben oder auch Vermeiden von bestimmten Situationen, die nicht guttun, etc. Zum Umgang mit Progredienzangst können folgende Fragen hilfreich sein – sowohl für Patienten als auch für Partnerinnen (siehe Abb. 2.2):

Beim Umgang mit Progredienzangst oder Angst allgemein geht es darum, die **Selbstwahrnehmung** der Angst zu verbessern. **Wo bemerke ich die Angst?** Dabei sollten die körperliche, emotionale (Gefühle), kognitive (Gedanken) und verhaltensmäßige (das eigene Verhalten) Ebene berücksichtigt werden. Kann ich **Auslöser für Angst** identifizieren? Kann ich unterschiedliche **Angstintensitäten** identifizieren? Um sich diese Fragen zu beantworten, kann es hilfreich sein, eine Art **Tagebuch der Angst** zu führen. In diesem Tagebuch können folgende Bereiche notiert werden:

Wo bemerke ich die Angst…

- … in meinem **Körper**? Zum Beispiel durch Herzrasen, Schwitzen, Schwindel, Zittern, Übelkeit, innere Unruhe, Druck auf der Brust, Verspannungen, Kopfschmerzen, erhöhter Puls, Magenschmerzen, Kribbeln in Händen oder Füßen (z. B. „Ich habe gleich feuchte Hände bekommen und hatten einen Kloß im Hals.")

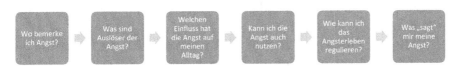

Abb. 2.2 Fragen zum Umgang mit Angst

- … in meinem **Verhalten**? Zum Beispiel vermeiden, weinen, gereizt sein, angespannt sein, überempfindlich sein, antriebslos sein, sich zurückziehen, erstarren, fliehen, neben sich stehen, unkonzentriert sein (z. B. „Ich musste weinen und wollte niemanden sehen.")
- … in meinen **Gedanken**? Angst vor Verschlechterung, vor Einsamkeit, vor dem Tod, Selbstvorwürfe, Versagensängste, Zweifel, Minderwertigkeitsgefühle, lebensmüde Gedanken (z. B. „Wie soll ich das schaffen?", „Ich halte das nicht aus.", „Es wird alles ganz schlimm werden.", „Jetzt habe ich bestimmt Metastasen.", „Das war's. Lange habe ich nicht mehr.")
- Gibt oder gab es irgendwelche **Auslöser**? Zum Beispiel bestimmte Situationen, in denen ich häufiger Angst bekomme? Kann ich diese Situationen im Vorfeld erkennen? Handelt es sich um ähnliche Situationen oder sind sie ganz unterschiedlich?
  - „Mein Mann hat ferngesehen und plötzlich kam eine Dokumentation über Krebs."
  - „Ein Bekannter, den ich in der AHB (Anschlussheilbehandlung) kennen gelernt habe, schrieb mir, dass er ein Rezidiv habe. Jetzt kann ich die Ungewissheit bis zur nächsten Nachsorge kaum noch aushalten."
  - „Der Mann einer Arbeitskollegin hat Metastasen. Jetzt werde ich die Gedanken nicht los, was ist, wenn das auch bei meinem Mann kommt?"
- Wie **stark** ist meine Angst in der jeweiligen Situation auf einer Skala von 0 = keine Angst bis 100 = maximale Angst?

Wie kann ich meine Angst auch als **Ressource** nutzen? Hierzu kann es hilfreich sein, sich bewusst zu werden, wie viel **Bedeutung oder wie viel Raum die Angst** *momentan* im eigenen Alltag im Vergleich zu anderen Lebensinhalten hat. Dazu können Sie die folgende Übung durchführen (siehe Abb. 2.3, ein Beispiel finden Sie in Abb. 2.4):

1. Zeichnen Sie in dem 1. Kreis ein, wie hoch der **Anteil der Angst** *momentan* ist (der ganze Kreis sind 100 %). Zeichnen Sie auch **andere wichtige Bereiche** in Ihrem Leben ein, z. B. Familie, Freizeit, Arbeit etc.
2. Überlegen Sie, wie viel Bedeutung oder wie viel Raum Sie für die **Angst in Ihrem Alltag für** *angemessen* halten. Zeichnen Sie das in den 2. Kreis ein.
3. Gibt es einen **Unterschied** zwischen dem Anteil der Bedeutung der momentanen Angst (1. Kreis) und dem Anteil, den Sie für angemessen halten (2. Kreis)?

   Falls eine Diskrepanz zu beobachten ist, stellt sich die Frage, wie Sie die aktuelle Angst auch **sinnvoll nutzen** können.

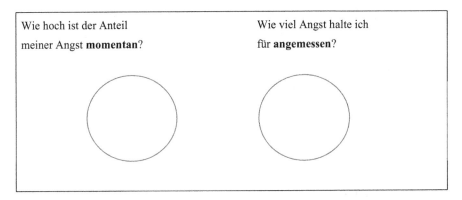

Abb. 2.3 Übung „Angst als Ressource"

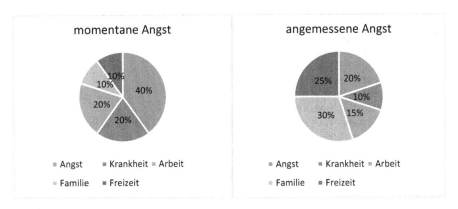

Abb. 2.4 Beispiel für die Übung „Angst als Ressource"

Zum Beispiel könnte es hilfreich sein, einen ärztlichen Kontrolltermin zu vereinbaren. „Ich hatte Bauchschmerzen und es hat sich genauso angefühlt wie damals. Ich habe sofort einen Termin bei meiner Ärztin vereinbart." oder „Der Mann einer Nachbarin ist erkrankt. Jetzt kommen alle Erinnerungen wieder hoch. Ich werde das mit meiner Frau besprechen, dann wird es mir besser gehen."

Zum Umgang mit der Angst kann es auch hilfreich sein, sich seiner bisherigen **Bewältigungsstrategien** bewusst zu werden.

- Was habe ich in der Vergangenheit gemacht, wenn ich Angst hatte oder Anspannung verspürt habe?
- Was hat mir geholfen?
- Was hat mir vielleicht auch nicht geholfen?

- Welche Strategien helfen mir, um die Angst oder Anspannung zu regulieren?
- Gibt es jemanden, mit dem ich über meine Angst sprechen kann?

Hierbei wenden Menschen ganz unterschiedliche Strategien an. **Entspannungsverfahren** oder Imagination können sehr hilfreich sein, ebenso wie Übungen zur **Achtsamkeit.**

Im Folgenden sind zwei Übungen zum Angst- und Stressabbau dargestellt.

Beispiel

Zwei kleine Übungen zum Angst- und Stressabbau
5-4-3-2-1 Übung (adaptiert nach Dolan, 1991)
Nehmen Sie eine angenehme Position ein und konzentrieren Sie sich auf einen Punkt im Raum, auf den Sie Ihren Blick ruhen lassen. Atmen Sie einige Male tief ein und aus. Nun sagen Sie sich laut oder in Gedanken, was Sie mit Ihren Sinnen im Moment gerade wahrnehmen:
5 Dinge, die ich **sehe…**
4 Dinge, die ich **höre…**
3 Dinge, die ich **spüre…**
2 Dinge, die ich **rieche…**
1 Ding, das ich **schmecke…**
Die Übung kann auch in einer Krisensituation dabei helfen, wieder den Kontakt zur gegenwärtigen Situation herzustellen und sich auf das Hier-und-Jetzt zu fokussieren.
Wohlfühl-ABC (Diegelmann et al., 2020)
Wählen Sie einen beliebigen **Buchstaben** aus dem Alphabet aus, z. B. den Anfangsbuchstaben Ihres Vornamens.

- Suchen Sie zu diesem Buchstaben 3–5 Begriffe, Dinge, Tätigkeiten, Erlebnisse und so weiter, die für Sie mit **Wohlbefinden** verbunden sind (z. B. zu A: Apfelkuchen, Andalusien, Abenteuer, ausgehen …)
- Fahren Sie dann mit einem weiteren zufällig gewählten Buchstaben fort.

Möglicherweise fällt Ihnen auf, dass diese Aufgabe gar nicht so einfach ist. Ihr Gehirn muss sich dabei schon sehr anstrengen, aber genau das ist der Zweck. Sie aktivieren damit bewusst Teile Ihres Gehirns und wirken so beruhigend auf das Angstzentrum ein. Spätestens beim dritten oder vierten Buchstaben erleben Sie eine **Reduktion Ihres Angst- oder Stressniveaus.** Denn unser Gehirn ist nicht in der Lage, ein hohes Angst- und Stressniveau aufrechtzuerhalten, während es kognitive Suchprozesse ausführt. Wenn wir unser Gehirn zwingen, solche Suchprozesse durchzuführen, können wir damit unmittelbar Einfluss auf unser momentanes Angst-/Stress-System nehmen.

Imagination ist eine weitere hilfreiche Übung, um mit Angst oder Stress umzugehen. Denn wenn man sich eine Situation nur vorstellt, löst das die gleichen körperlichen und emotionalen Reaktionen aus wie die reale Situation. Dies verdeutlicht die sogenannte „**Zitronenimagination**".

Beispiel

Stellen Sie sich eine schöne, gelbe Zitrone vor, schneiden Sie diese in Gedanken auf … nehmen Sie den Geruch nach frischer Zitrone wahr … lecken Sie in Gedanken an der frischen gelben Zitrone … Was geschieht?

Sie werden bemerken, dass Ihr Körper darauf mit vermehrtem Speichelfluss reagiert, obwohl in Wirklichkeit gar keine Zitrone vorhanden ist (Diegelmann et al., 2020).

Auch Strategien wie **sich ablenken, offene Gespräche** führen, etwas **Angenehmes unternehmen**, sich mit **Familie und Freunden austauschen**, sich etwas **Gutes** tun, **Pläne** für die befürchtete Situation machen, **Rituale** schaffen, **annehmen und aushalten, Musik, Sport** und sich der **Angst stellen**, können weitere hilfreiche Strategien sein. Zu berücksichtigen ist allerdings: *Was für eine Person hilfreich ist, muss für eine andere Person noch lange nicht hilfreich sein.*

Daher ist es wichtig, **verschiedene Techniken auszuprobieren** und die für sich hilfreichsten herauszufinden. Je nach Situation können auch verschiedene Strategien hilfreich sein, daher ist es günstig, ein Repertoire an verschiedenen Strategien zur Verfügung zu haben. Als Paar besteht darüber hinaus der Vorteil, dass beide Personen unterschiedliche Techniken zur Verfügung haben und sich somit gegenseitig unterstützen können. Diese Chance sollten Sie nutzen. Das funktioniert allerdings nur, wenn Sie sich **regelmäßig austauschen** und sich auch **gegenseitig unterstützen**.

Neben der Anwendung von Bewältigungsstrategien zur Angstreduktion kann es auch hilfreich sein, sich bewusst zu werden, **„Was will mir die Angst eigentlich sagen?"**. Hierzu ist es sinnvoll, **sich seiner Angst oder seinen Sorgen zu stellen**. Wie kann das funktionieren?

Versuchen Sie, die folgenden Fragen zu beantworten (Diegelmann et al., 2020):

- Welche Angst/Sorgen habe ich gerade?
- Was könnte im schlimmsten Fall passieren?
- Was wäre, wenn das Schlimmste passiert? Was mache, fühle, denke, spüre ich?
- Wie hoch ist die Wahrscheinlichkeit, dass das Schlimmste wirklich passiert (0–100 %)?
- Was wäre dann? Was würde ich machen? Was würden andere machen?
- Wie kann ich mich auf das Schlimmste vorbereiten?
- Welche Alternativen gibt es? Was könnte außer dem Schlimmsten noch passieren?
- Wie hoch ist die Wahrscheinlichkeit, dass das passiert (0–100 %)?
- Wie viel Angst/Sorgen möchte ich zulassen?

Diese sogenannte **Konfrontation mit den Ängsten oder Sorgen** führt dazu, dass die verschiedenen Sorgenfantasien auch **„zu Ende gedacht"** werden. Denn in den meisten Fällen werden die Angstgedanken nicht weitergedacht, sondern wieder beiseitegeschoben. Wir versuchen nicht weiter daran zu denken.

Leider gelingt das „Nicht-daran-Denken" oft nicht so gut, und die Angst kommt zurück – wie das folgende Beispiel verdeutlichen soll.

Dieses kleine Beispiel zeigt, dass es **nicht gut gelingt, nicht an etwas zu denken**.

Wichtig

Versuchen Sie jetzt mal NICHT an einen großen rosa Elefanten zu denken.
Ist Ihnen das gelungen? Vermutlich nicht. Vermutlich sehen Sie den Elefanten gedanklich vor sich.

Eine andere Variante im Umgang mit Angst und Sorgen ist **Ablenkung**. Dies kann manchmal gelingen, aber es ist nicht immer möglich, sich von Angst- oder Sorgengedanken abzulenken. Und wenn man dann mal nicht „aufpasst", entsteht ein sogenannter „Gummibandeffekt" und die Gedanken kommen mit voller Wucht zurückgeschnellt. „Nicht daran denken" oder sich ablenken kann also kurzfristig hilfreich sein, langfristig allerdings ist zu erwarten, dass die Gedanken immer wiederkommen.

Daher ist ein sogenanntes **„Zu-Ende-Denken"** dieser Gedanken sinnvoller. Dazu sollten die Gedanken genauer unter die Lupe genommen werden. Nur so ist es möglich, deren Inhalte genau zu analysieren und zu bewerten, ob diese z. B. realistisch oder verzerrt sind. Wenn Ihnen z. B. der

Gedanke „Wird mein Kind mit seinem Vater aufwachsen?" durch den Kopf geht, können Sie sich die Frage stellen, „Ist das gerade hilfreich? Ich weiß nicht, ob mein Mann unsere Kinder aufwachsen sieht – ich hoffe es sehr, aber die Gewissheit hat kein Elternteil."

Wenn Sie Ihre Gedanken nun genauer analysieren, können Sie auch entscheiden, ob es **lohnt**, sich **jetzt** darüber Gedanken zu machen. Nur so kann man sich damit auseinandersetzen, was im schlimmsten Fall passieren könnte und nur so besteht die Möglichkeit, **Vorsorgemaßnahmen** zu treffen. Wie kann ich z. B. das Schlimmste verhindern oder wie wahrscheinlich ist es, dass dies wirklich eintritt?

Eine weitere Frage, die Sie sich stellen können, ist **„Wie viel Raum sollen die Angst- oder Sorgengedanken einnehmen?"**. Das können Sie selbst bestimmen. Dies gelingt allerdings nur, wenn die Gedanken genau analysiert werden:

Wichtig

Was denke ich? Was geht mir durch den Kopf?
Ist das gerade hilfreich oder nicht?
Wenn nicht, wie viel Zeit „erlaube" ich diesen Gedanken?

Mithilfe dieser Technik entsteht ein **Bewusstsein, etwas zu tun** und nicht der Angst hilflos ausgeliefert zu sein. Eine weitere Erkenntnis aus der Auseinandersetzung mit den eigenen Gedanken kann auch sein, dass es sich lohnt, sich mehr auf das **Hier und Jetzt zu konzentrieren**. Viele Angstgedanken unterliegen Verzerrungen oder befassen sich mit Inhalten, die aktuell noch gar nicht anstehen oder die derzeit unbeantwortbar sind. Jeder hat einen Einfluss darauf, wie viel Zeit er oder sie mit diesen Gedanken verbringen möchte oder ob er oder sie sich stattdessen lieber auf den Augenblick konzentrieren und diesen – auch mit dem Partner, der Partnerin, dem Kind oder den Kindern – genießen möchte. **Wichtig ist das Bewusstsein, etwas tun zu können!**

Es ist nicht immer einfach, allein mit seinen Ängsten und Sorgen umzugehen. **Gespräche** mit Angehörigen oder anderen Betroffenen können dabei entlastend und hilfreich sein. Wenn die Ängste oder Sorgen allerdings bestehen bleiben, sollte **professionelle Hilfe**, z. B. bei einem Psychoonkologen oder einer Psychoonkologin in Anspruch genommen werden (siehe Kap. 8, S. 100).

3

Krankheits- und Behandlungsfolgen: psychosoziale Aspekte

Inhaltsverzeichnis

Zu den häufigen psychosozialen Folgen der Krebserkrankung gehört für die Betroffenen die oft quälende Frage, wer oder was eigentlich die Erkrankung verursacht hat. Man meint, die Antwort zu kennen könne helfen, die Kontrolle über die Krankheit zu erlangen und vielleicht sogar den Heilungsprozess zu unterstützen. Dies ist nur zu einem kleinen Teil richtig, denn die **Ursachen für Krebs sind vielschichtig**, und eine „rückwärtsgewandte" Suche, womöglich mit Selbstvorwürfen kombiniert, ist wenig produktiv. Auch das Gefühl, vom sozialen Umfeld abgelehnt, ausgegrenzt und stigmatisiert zu sein, kann Teil der psychosozialen Krankheitsfolgen sein. **Krebsbezogene Diskriminierung oder Stigmatisierung** vollzieht sich meist verdeckt und zeigt sich in einem stillen Rückzug von Freunden, Bekannten, Angehörigen; die Ursachen dafür liegen v. a. in Unsicherheiten des sozialen Umfeldes, wie auf eine Krebsdiagnose angemessen reagiert werden sollte. Nicht selten beruht dieses Verhalten auch auf falschen Annahmen zur Erkrankung. Eine offene Kommunikation ist hilfreich, am Ende jedoch entscheiden Sie als Patient oder Partnerin selber, was Sie wem erzählen.

J. Ernst, T. Zimmermann, *Mein Mann hat Krebs*,
https://doi.org/10.1007/978-3-662-64809-4_3

3.1 „Bin ich denn selber schuld?" – Die schwierige Suche nach den Ursachen

Eine Krebserkrankung führt die Erkrankten, aber auch die Angehörigen und insbesondere die Partnerinnen nicht selten zu der quälenden Frage, warum gerade der eigene Partner – und damit indirekt auch man selber – von der Krankheit getroffen wurde. **„Was habe ich falsch gemacht?** Bin ich selber schuld oder lag es an äußeren Problemen wie Stress in Beruf oder Familie?" Nicht selten werden vor diesem Hintergrund Annahmen zur Entstehung der Krebserkrankung entwickelt und gefestigt, die den Betroffenen eine eigene **Schuld** an der Erkrankung zuschreiben: Rauchen, eine ungesunde Lebensführung, Dauerbelastungen im Beruf, Partnerschafts- oder Familienprobleme sind neben seelischen Belastungen oder persönlichen Charaktermerkmalen einige der am häufigsten vermuteten Ursachen für die Entstehung des Krebses.

> *„Der Krebs will mir vielleicht sagen, dass es ungeklärte Dinge in meinem Leben gibt. Vielleicht muss ich die einfach nur klären und dann verschwindet auch der Krebs …"* *(50-jähriger Krebspatient)*

> *„Ich habe einen so anstrengenden Beruf und musste immer so viel arbeiten – jetzt habe ich einen Gehirntumor." (57-jähriger Krebspatient)*

> *„Mein Mann hat nie auf sich geachtet – sich ungesund ernährt, keinen Sport gemacht und ist auch nie zum Arzt gegangen – jetzt ist er krank." (59-jährige Partnerin)*

Was ist der Grund für diese Selbstzuschreibung? Die Konfrontation mit der lebensbedrohlichen Krankheit berührt den Lebenssinn und stellt sowohl auf der persönlichen als auch auf der Paarebene vieles von dem, was bislang als stabil und stützend wahrgenommen wurde, infrage. Betroffene Paare sehen sich nicht selten in einer hoch belastenden, emotionalen Ausnahmesituation. Sie fühlen sich überschwemmt von Gefühlen wie Angst, Stress, seelischer und psychischer Überforderung und erleben diese im Wechsel mit Hoffnung und Zuversicht. In dieser Situation ist der Versuch, die Kontrolle über das eigene Leben wiederzuerlangen, ein völlig normaler Prozess – ein Teil dessen ist die vermeintlich sichere Antwort auf die quälende Frage „Warum gerade ich?" oder „Was habe ich falsch gemacht?" Haben Sie sich diese Fragen schon gestellt? Welche Antworten haben Sie gefunden?

Auch wenn die eigene Schuldzuweisung ein schmerzliches Eingeständnis sein kann, so erfüllt sie doch auch eine wichtige Funktion: sich aktiv und offensiv mit dem Krankheitsgeschehen zu beschäftigen. Dies vermittelt das Gefühl, wieder die Oberhand und die Kontrolle über die Krankheit und sich selbst zu erlangen. Vielleicht auch das Vertrauen in eine geordnete, verstehbare und vorhersehbare Welt wiederzugewinnen. Im Ergebnis kann das Selbstwertgefühl gesteigert werden und das Empfinden, der Situation völlig hilflos und ausgeliefert gegenüberzustehen, nimmt ab. Eine Zusammenfassung von Studienergebnissen belegt in diesem Zusammenhang eindrücklich, dass ein hohes Level an wahrgenommener Kontrolle ein entscheidender Faktor für eine gelungene **Krankheitsbewältigung** ist. Je höher das Gefühl der Kontrolle über die Krebserkrankung ist, desto weniger Angst und Depression berichten die Betroffenen und desto weniger geben sie Einschränkungen in der Rollenfunktion, z. B. in der Bewältigung familiärer Verpflichtungen oder beruflicher Aufgaben, an (Richardson et al., 2017).

Es wäre doch hilfreich zu wissen, **warum** man an Krebs erkrankt ist. Dann könnte man im Umkehrschluss auf dieses Verhalten oder diese Faktoren Einfluss nehmen, um möglichst sicherzugehen, dass man selber nicht wieder erkrankt! Dieser Gedanke ist absolut nachvollziehbar. Aber leider gibt es keine Garantie dafür, dass Sie, auch wenn Sie Ihr Leben komplett ändern, sich nur noch gesund ernähren, Sport treiben, keinen Stress mehr haben oder ähnliches, nicht wieder erkranken. Bei der Entwicklung einer Krebserkrankung spielen viele Faktoren eine Rolle (siehe Abschn. 1.2, S. 14). Zum einen ist dies bei einigen Krebserkrankungen (z. B. Brustkrebs, Darmkrebs) die **genetische Veranlagung** – allerdings auch nur bei einem geringen Teil der Erkrankten. Hinzu kommen **äußere und innere Faktoren**, die eine Krebserkrankung begünstigen können: Rauchen, Alkohol, einseitige Ernährung, weitere mögliche Verhaltensrisiken (z. B. Bewegungsmangel), bestimmte Erreger von Infektionskrankheiten oder einfach der Zufall. Jedoch gibt es bei den meisten Krebserkrankungen **keinen eindeutigen einzelnen Auslöser**. Viele subjektive Vorstellungen der Patienten und ihrer Partnerinnen zu den Ursachen der Krebserkrankung erfüllen deshalb zwar im Zusammenhang mit der Krankheitsverarbeitung eine zunächst wichtige Funktion – nämlich die aktive Auseinandersetzung mit der neuen Situation –, sind jedoch wissenschaftlich kaum haltbar.

Wichtig

Krebs ist letztendlich ein **medizinischer Zustand**, in den man geraten ist, und **keine Strafe** für eine Verfehlung oder etwas, das man falsch gemacht hat.

Auf Dauer führt diese in die Vergangenheit gerichtete Sichtweise in Kombination mit den permanenten **Selbstvorwürfen** vielfach zu einem Anstieg der psychischen Belastung, zur Vergeudung psychosozialer Ressourcen und möglicherweise zu negativen Folgen in Hinblick auf den weiteren Therapieverlauf durch schwindende Hoffnungen und rückläufige Therapietreue. Selbst wenn Betroffene, seien es Patienten oder ihre Partnerinnen, – scheinbar – eine eindeutige seelische, körperliche oder umweltbezogene Ursache der Krebserkrankung herausfinden sollten, wäre die Situation nicht abänderbar und die Kenntnis der Ursache würde auf lange Sicht nicht weiterhelfen oder möglicherweise auch zu weiteren Problemen führen. Nehmen wir beispielsweise einen Patienten, der meint, dass Stress den Krebs ausgelöst hat und der zukünftig jeglichen Stress vermeiden will, damit er nicht wieder erkrankt. Ist dies wirklich möglich? Was passiert, wenn er doch unter Stress gerät? Diese Schuldzuweisung und die daraus abgeleiteten oder verordneten neuen Verhaltensweisen („Ich darf nie wieder Stress haben!" oder „Ich muss immer positiv denken!") können dann eher zu einer Zunahme von Problemen führen und zu noch mehr Schuldgefühlen, wenn es z. B. nicht gelingt, Stress zu vermeiden – und leider lässt sich damit auch nicht verhindern, erneut an Krebs zu erkranken.

Wichtig ist, diese lähmenden und unproduktiven **Selbstbeschuldigungen** zu überwinden und sich den Folgen der neuen Lebenssituation einschließlich der anstehenden medizinischen und ggf. psychosozialen Versorgung aktiv zu öffnen. Dies aber nicht verstanden im Sinne eines verordneten „positiven Denkens". Die Krebsexpertin Jimmie Holland vom Memorial Sloan-Kettering Cancer Center in New York formuliert es so:

> *„Glauben Sie nicht, dass Sie die ganze Zeit gut gelaunt sein müssen und dass Niedergeschlagenheit und Sorgen Ihr Leben verkürzen."*

Eine **zuversichtliche, nach vorn gerichtete Einstellung** kann einen gesunden Lebensstil fördern und es ermöglichen, die eigenen Schuldzuweisungen zu überwinden, indem alte Verhaltensweisen (z. B. Rauchen) aufgegeben werden und versucht wird, Alternativen zu erschließen und andere Wege zu gehen. Dies kann die Lebensqualität und -zufriedenheit deutlich verbessern. Eine 100 %ige Garantie, nie wieder an Krebs zu erkranken, haben wir allerdings nie.

Wenn Sie sich jetzt erneut die Frage nach „Schuld" oder dem „Warum" stellen? Zu welchen Schlüssen kommen Sie jetzt? Besprechen Sie diese Fragen auch gemeinsam als Paar.

> **Übersicht**
>
> Eine dauerhafte rückwärtsgewandte Suche nach der Schuld oder dem Sinn der Krebserkrankung verstärkt psychische Belastungen, nährt Selbstzweifel und ist wenig produktiv. Patienten und ihre Partnerinnen sollten versuchen, an die neue Lebenssituation zukunftsbezogen heranzugehen und hierbei eine aktive, gestaltende Rolle einzunehmen (z. B. „Was kann ich trotz der Erkrankung tun?" oder „Was kann ich jetzt endlich machen?").

3.2 Krebs als eine besondere Erkrankung – Tabus, Mythen, Stigmatisierung

Um die Krankheit Krebs ranken sich nicht erst seit heute zahlreiche Mythen und Legenden. Das mag daran liegen, dass die Krankheit immer noch in vielen Bereichen, z. B. hinsichtlich der Ursachen ihrer Entstehung, kaum erforscht ist. Vielfach besteht auch die Annahme, sie sei unheilbar und verlaufe immer tödlich. Krebs gilt als tückische und unberechenbare Krankheit, sowohl was ihr meist plötzliches Auftreten als auch den Krankheitsverlauf und die Krankheitsfolgen betrifft. Dabei haben sich z. B. die Heilungschancen von Krebs in den letzten Jahrzehnten massiv verbessert. Bis in die 1980er-Jahre starben mehr als zwei Drittel der Patienten und Patientinnen an Krebs. Heute ist eine dauerhafte Heilung bei über 50 % der Betroffenen möglich (siehe Abschn. 1.4, S. 15). Aber dennoch begleiten die Entstehung und den Verlauf einer Krebserkrankung viele offene Fragen, das „Image" dieser Krankheit ist eher schlecht und ihr Eintreten wird von den Betroffenen nicht selten als stigmatisierend und diskriminierend erlebt.

„Nach meiner Chemotherapie, als ich bei Bekannten zu Besuch war, gab es Plasteteller und Plastebesteck. Sie hatten Angst vor einer Ansteckung."(66-jähriger Krebspatient)

Stigmatisierung im Allgemeinen beschreibt die mehr oder weniger umfassende soziale Abwertung von Menschen, die von bestimmten Erkrankungen oder Einschränkungen betroffen sind oder durch eine andere „unerwünschte" Andersartigkeit charakterisiert sind (Ernst, 2016). Erkrankt eine Person an Krebs, gerät der Prozess der Stigmatisierung in vielen Fällen unmittelbar in Gang. Dies hat vor allem zwei Gründe. So sind zum einen die Ursachen einer Krebserkrankung im Regelfall unklar (siehe Abschn. 3.1, S. 42) und eröffnen somit ein großes Erklärungsvakuum und viel Raum für Spekulationen über die „Sinnhaftigkeit" der Krebsentstehung. Individuelle Schuldzuweisungen („Er war ja Raucher.") und Ideologisierung („Krebspersönlichkeit", z. B. emotional gehemmt, antriebsgemindert, nicht nein-sagen-können) führen schließlich dazu, allein den Erkrankten im Sinne eines „Normabweichlers" für sein Schicksal verantwortlich zu machen. Dabei kann unterschieden werden zwischen

- den Krebserkrankungen, die in hohem Maß als vermeintlich „selbstverschuldet" gelten (z. B. Lungenkrebs durch Rauchen, Speiseröhrenkrebs durch übermäßigen Alkoholkonsum) und in starkem Maß stigmatisiert sind und
- Krebserkrankungen, die als eher zufällig und „nicht selbst verschuldet" gelten, mit einer deutlich geringeren Stigmatisierung.

Eine wichtige Rolle spielt zum anderen auch die **äußerliche Sichtbarkeit** der Erkrankung. Wahrscheinlicher ist Stigmatisierung bei nach außen erkennbaren Folgen der Krebserkrankung, z. B. bei körperlicher Versehrtheit (etwa im Gesichtsbereich), Haarverlust, offenbaren Leistungseinschränkungen oder Veränderungen des Körperbildes. Nicht selten werden im Zusammenhang mit Stigmatisierung von den Außenstehenden sehr bizarre Theorien und Erklärungsversuche entwickelt, was denn zur Krebsentstehung geführt hat und es wird fabuliert, ob Betroffene dies vielleicht „verdient" haben. Solche fragwürdigen Theorien und Erklärungsversuchen legen die Krebserkrankung möglicherweise als Strafe Gottes aus, als Folge schuldhafter Familienverstrickungen oder als Konsequenz moralischer Verfehlungen und – psychischer oder körperlicher – Laster. Diese „Theorien" sind wissenschaftlich weder haltbar noch helfen sie dem Erkrankten, eher das Gegenteil ist der Fall, zur Krankheitslast kommt nun auch noch die Schuldlast. Behauptungen dieser Art dienen ausschließlich dem Zweck, ein Erklärungsvakuum zu füllen und den Glauben an die eigene Unverwundbarkeit aufrechtzuerhalten (z. B. „Ich habe ja niemals geraucht und kann keinen Krebs bekommen.").

Übersicht

Die **soziale Ausgrenzung und Stigmatisierung** ist vor allem bei vermeintlich „selbst verschuldeten" Krebsdiagnosen (z. B. Lungenkrebs) zu beobachten sowie bei sichtbarer äußerer Versehrtheit (z. B. Haarverlust, Amputation). Die hierbei entstehenden Emotionen (z. B. Ekel, Scham, Ärger, Wut) und Verhaltensweisen (z. B. Rückzug, Abwenden, Vermeiden, Beschuldigen) sollten als Teil des Anpassungsprozesses an die Erkrankung akzeptiert und offen angesprochen werden.

Nicht zu unterschätzen sind die unangenehmen Empfindungen, welche die Diagnose Krebs bei dem Erkrankten, aber auch bei dessen Partnerin auslösen können, wie z. B. Ekel vor dem an Krebs erkrankten Ehemann (z. B. bei Inkontinenz, künstlichem Darmausgang) oder die Nichtakzeptanz des (teilweisen) Verlustes seiner Männlichkeit (Libidoverlust, Erektionsstörungen). Möglicherweise fühlt sich die Frau infolge der Krebsdiagnose ihres Partners an die Endlichkeit des eigenen Lebens erinnert, was (unerträgliche) Fragen nach dem Sinn des eigenen Tuns aufwerfen kann. Auch der erkrankte Mann erlebt möglicherweise negative Gefühle, ekelt oder schämt sich wegen der Veränderungen der körperlichen Erscheinung oder der funktionalen Störungen und meidet dann jeglichen Körperkontakt mit der Partnerin (siehe Kap. 6, S. 90).

Diese Empfindungen, Verhaltensweisen und aufkommenden Belastungen des Mannes und der Partnerin müssen ernst genommen werden. Sie können sich zu hilfloser Verzweiflung und Aggression entwickeln, im schlimmsten Fall gegen sich selbst oder gegen den anderen. Dies ist zu verstehen als Teil des **Verarbeitungsprozesses** und sollte offen gemeinsam als Paar oder im Familienkreis angesprochen werden. Vor allem in Situationen zunehmender Pflegebedürftigkeit und Abhängigkeit des Partners können sich Belastungen und negative Emotionen bei den Partnerinnen anstauen („Wie kann er mich hier alleine lassen!", „Wie kann er mir das zumuten."), die die Partnerin nicht mehr ohne Unterstützung und professionelle Hilfe bewältigen kann.

Ein weiterer krebsbezogener Mythos: Viele Menschen denken noch, Krebs sei eine ansteckende Krankheit. Dies ist jedoch absolut nicht der Fall! Beim Gebärmutterhalskrebs spielen zwar Viren eine Rolle, jedoch ist auch diese Krebsart nicht einfach durch Ansteckung übertragbar.

Hinweise gibt es darauf, dass sich die Stigmatisierung von Krebspatienten zunehmend indirekt und eher verdeckt vollzieht. Patienten berichten davon, dass sie weniger offen und weniger eindeutig angefeindet werden, sondern vielmehr das Gefühl haben, sehr subtil ausgegrenzt zu werden: weniger Anrufe, weniger Einladungen, weniger Besuche bekommen. Sie beschreiben einen schleichenden, stillen Rückzug des sozialen oder auch familiären Umfeldes, welcher nicht nur den erkrankten Mann, sondern auch die Partnerin und ggf. die Kinder betreffen kann.

„Nachdem die Behandlungen abgeschlossen waren, bin ich Sonntag mal wieder auf den Fußballplatz gegangen. Irgendwie war das komisch. Alle haben mich so von der Seite angesehen – aber keiner hat mich direkt auf die Erkrankung angesprochen."
(63-jähriger Krebspatient)

Eine mögliche Erklärung für den stillen Rückzug des sozialen Umfeldes ist, dass die Mitmenschen oder auch die Partnerin sich im Umgang mit Krebspatienten oft überfordert oder hilflos fühlen, weil sie glauben, hierfür keine Gesprächskompetenz und ausreichend Erfahrung zu haben. Sie verhalten sich dann überzogen taktvoll, z. T. aus Angst, das Falsche zu tun, z. T., um nicht selber in negative Emotionen hineingezogen zu werden („Was ist, wenn ich plötzlich in Tränen ausbreche?").

> *„Meine Freunde waren total belastet. Ich musste meine Freunde beruhigen. Das war schon anstrengend."* *(56-jähriger Krebspatient)*

Jedoch ist es für die Erkrankten ungemein hilfreich, über ihre Gefühle zu sprechen – und selbstverständlich auch über andere Themen, allein daraus erfahren sie Unterstützung, Hilfe und Zuspruch. Eine Tabuisierung hingegen macht Krebspatienten zu Außenseitern. Allerdings können es Erkrankte ihrem Umfeld auch „leichter" machen, indem sie **offen über ihre Erkrankung sprechen**. Wenn der erkrankte Mann die Initiative ergreift und von seiner Krebserkrankung und der Behandlung berichtet, empfindet das Umfeld häufig eine deutliche Entlastung und Erleichterung und es fällt viel leichter über das Thema „Krebs" zu sprechen. Die eigene Unsicherheit und Hilflosigkeit (z. B. soll ich das Thema ansprechen?, wann wäre ein guter Zeitpunkt? usw.) werden dadurch gelöst.

Wie gehen Krebspatienten und Angehörige mit Stigmatisierung und Ausgrenzung um? Um die Folgen der Stigmatisierung zu managen und zu bewältigen, gibt es *unterschiedliche Strategien*. Betroffene versuchen, den Krebs und seine Folgen zu verharmlosen oder zu verschleiern, um das Bild, das sie nach außen abgeben, zu beschönigen. Hierzu gehört z. B. die Taktik des „Übergangs zur Tagesordnung" bei Krebspatienten, als sei alles nur „halb so schlimm". Angehörige wiederum vermeiden, das Thema nach außen anzusprechen oder bagatellisieren das gesamte Krankheitsgeschehen. Krebspatienten können in gewissen Grenzen die „Entdeckung" der Erkrankung durch Außenstehende verhindern und kontrollieren, leben aber in ständiger Gefahr, enttarnt und stigmatisiert zu werden. Nicht selten führen sie eine Art Doppelleben mit Eingeweihten – oft den Partnerinnen – auf der einen Seite und Unwissenden auf der anderen. Aber auch Kontaktvermeidung und sozialer Rückzug sowie die Aufgabe eigener Lebensziele können typische Verhaltensmuster sein.

Schließlich ist auch das Aufgehen in alternativen Lebensformen (z. B. etwas völlig Neues beginnen, „Aussteiger") eine mögliche Reaktion, um sich dem Druck der Stigmatisierung zu entziehen. Im schlimmsten Fall identifizieren sich die Patienten mit dem negativen Image („Selbststigmatisierung", z. B. „Ich bin wertlos, falle anderen zur Last."), die seelischen Folgen der wahrgenommenen Stigmatisierung können dann belastender sein als die der Krebserkrankung. Dabei ist gerade der Austausch mit anderen ungemein hilfreich. Gespräche mit Freunden, in Selbsthilfegruppen – auch anonym – und mit dem Psychoonkologen oder der Psychoonkologin sind einige Beispiele dafür, wo Patienten und Partnerinnen über die eigene Situation und Belastung sprechen und damit etwas für sich selber (und die Partnerschaft) tun können. Letztendlich sollte aber jede Betroffene und jeder Partner für sich entscheiden, wie offen sie bzw. er mit der Erkrankung umgehen möchte und wem aus ihrem Umfeld (z. B. Freunde, Nachbarn, entfernte Familie, Arbeitskollegen) sie was erzählen möchten – oder auch nicht.

3.3 Krebs als Stressor für Partnerinnen und Angehörige

Angehörige von Krebspatienten erleben ein vergleichbares Ausmaß an psychosozialer Belastung wie die Erkrankten selbst (Mehnert & Koranyi, 2018). Das heißt, auch sie nehmen Kontrollverlust, Insuffizienzgefühle (Leistungseinbrüche), Wut oder Schuldgefühle, Ängstlichkeit und Depressivität wahr und haben ein erhöhtes Risiko für körperliche Erkrankungen. Hinzu kommt die Sorge um die eigene Belastbarkeit.

Die Versorgung des erkrankten Partners kann mit neuen Anforderungen an die Organisation und Gestaltung des Alltags einhergehen. Im Fokus steht die Gewährung emotionaler (für den Partner da sein) und praktischer Unterstützung (etwas für den Partner tun), und vielleicht müssen Sie in Ihrer Rolle als gesunde Partnerin sich auch neue Fertigkeiten und Kompetenzen in Bereichen aneignen, für die bislang Ihr Partner zuständig war (siehe Kap. 5, S. 71).

Dies alles kann zu einem **Ungleichgewicht innerhalb der Paarbeziehung** führen, denn die Organisation und Aufrechterhaltung des Alltags und vieler Aufgaben im Zusammenhang mit der Krankheit des Partners obliegt zumindest für eine Zeit lang zum allergrößten Teil der Partnerin. Für Sie als Partnerin bedeutet dies u. U. eine enorme psychische Anpassungsleistung und große Herausforderung. Hinzu kommt, die möglichen Veränderungen durch die Erkrankung bei dem eigenen Mann wahrzunehmen, zu akzeptieren, in die Beziehung zu integrieren und lernen, damit umzugehen. Das kann bedeuten, dass eigene Lebenspläne oder -ziele aktuell oder auch zukünftig nicht mehr zu realisieren sind.

„Mein Mann hat Blasenkrebs. Es geht ihm wirklich schlecht. Eigentlich wollten wir jetzt mit der Kinderplanung starten, aber momentan macht das keinen Sinn – vermutlich auch gar nicht mehr …" (38-jährige Frau eines Krebspatienten)

Darüber hinaus befinden sich die Partnerinnen oft in einem **Spannungsfeld** zwischen den Erwartungen des Erkrankten, des sozialen Umfelds und auch des Behandlungsteams auf der einen Seite und den eigenen Belastungen, Ohnmachts- und Hilflosigkeitsgefühlen auf der anderen Seite (Ernst & Weißflog, 2016). Partnerinnen erleben vielfach die Aufforderung, für den Kranken da zu sein, sich liebevoll um ihn zu kümmern und alles zu tun, damit es ihm wieder bessergeht. Allerdings leiden Partnerinnen auch, machen sich Sorgen, fühlen sich überfordert und hilflos, sind konfrontiert mit vielfältigen negativen und ambivalenten Gefühlen, die sich auch zu einer psychischen Dauerbelastung verfestigen können. Die Wahrnehmung dieser Probleme und die Unterstützung seitens des sozialen Umfeldes oder des medizinischen Personals sind meist nicht optimal, der Fokus liegt auf dem Patienten. Wichtig zu wissen ist, dass auch Sie als Angehörige die Möglichkeit haben, in solchen schwierigen Situationen professionelle psychoonkologische und soziale Unterstützung in Anspruch zu nehmen (siehe Kap. 8, S. 100).

„Ich dachte immer, ich muss das alles alleine machen – wie in guten so in schlechten Zeiten – dass es einfach meine Aufgabe ist, mich um meinen Mann zu kümmern. Ich habe gemerkt, dass ich so langsam am Ende meiner Kräfte war, mich aber nicht getraut habe, das zu sagen. Als mich die Ärztin aber darauf ansprach, sprudelte es nur so aus mir raus und ich war froh, dass sie mir Unterstützungsmöglichkeiten vorgestellt hat. Vielleicht muss ich ja doch nicht alles allein machen." (62-jährige Frau eines Krebspatienten)

Eine ganze Reihe von Partnerinnen erleben ihre Angehörigenrolle auch durchaus als positiv und subjektiv bedeutsam. Für den Mann da zu sein, sich zu kümmern – in guten wie in schlechten Zeiten – kann auch positive Gefühle hervorrufen und ein **Gemeinschafts- oder Zusammengehörigkeitsgefühl** erzeugen und vertiefen. Nicht außer Acht darf deshalb bleiben, dass etwa zwei Drittel der Partnerinnen mittelfristig, d. h. nach der Zeit der Diagnose und Akutbehandlung, gut mit der Erkrankung umgehen und keine dauerhaften psychischen Probleme berichten (Turner et al., 2013). Dennoch sollten Sie sich auch **Unterstützung** holen, wenn Sie merken, dass es Ihnen zu viel wird. Sie müssen nicht alles allein machen!

4

Und wenn der Krebs doch wiederkommt? – Palliative Situation und Verlust

Alle Menschen verbindet die Gewissheit, dass sie sterben werden. Das Wann und Wie bleibt unklar. Allerdings kann eine lebensbedrohliche Erkrankung wie Krebs den Fokus auf das Lebensende näher in das Bewusstsein rücken. Auch wenn Krebserkrankte möglicherweise an etwas ganz anderem sterben, rückt die Krebserkrankung Themen wie Abschied, Tod und Sterben in den Vordergrund.

Kommt es im weiteren Verlauf der Erkrankung zu einer Verschlechterung der Prognose, etwa aufgrund eines Rezidivs oder einer Metastasierung, ist das häufig mit großen Enttäuschungen verknüpft. Es kostet oft viel Kraft und Unterstützung, neuen Mut und neue Hoffnung zu entwickeln. Für viele Betroffene ist eine palliative Situation nur schwer zu akzeptieren, denn ab jetzt stehen eine **gute Lebensqualität und Schmerzlinderung** im Vordergrund, aber nicht die Lebensverlängerung.

J. Ernst, T. Zimmermann, *Mein Mann hat Krebs*, https://doi.org/10.1007/978-3-662-64809-4_4

Befinden sich Erkrankte in der sogenannten palliativen Phase, geht das oft mit Ängsten einher, dass der Tod nun unmittelbar bevorsteht. Hierbei ist zu berücksichtigen, dass die moderne Palliativversorgung auf einem integrativen Modell fußt, das schon frühzeitig, also lange vor der Sterbephase, in den Behandlungsverlauf Eingang findet.

> **Wichtig**
>
> „Palliative Phase" bedeutet, dass die Erkrankung nicht mehr geheilt werden kann – also eine kurative (heilende) Behandlung nicht möglich ist und somit eine palliative Behandlung ansteht. Es heißt aber *nicht*, dass der Tod unmittelbar bevorsteht.

4.1 Was bedeutet palliative Versorgung?

Nach der Definition der Deutschen Gesellschaft für Palliativmedizin (Radbruch et al., 2005) bedeutet palliative Versorgung die Behandlung von Patienten und Patientinnen mit einer **nicht heilbaren progredienten und weit fortgeschrittenen Erkrankung mit begrenzter Lebenserwartung.** Der Fokus der Begleitung liegt auf der **Lebensqualität und Symptomkontrolle.** Es geht somit auch um die Prävention des Leidens, d. h. um ein möglichst frühzeitiges Erkennen und Vermeiden des körperlichen und seelischen Leidens. Dabei beschränkt sich die Palliativmedizin nicht nur auf die letzte Lebensphase, sondern viele Grundsätze der Palliativmedizin sind **auch in frühen Krankheitsstadien** zusammen mit der kurativen (= heilenden) Therapie anwendbar.

> **Übersicht**
>
> **Grundsätze der Palliativversorgung** (Leitlinienprogramm Onkologie, 2019)
>
> - Die **Bedürfnisse** des Patienten in allen vier Dimensionen (physisch, psychisch, sozial, spirituell) werden berücksichtigt.
> - **Patientenpräferenzen** werden berücksichtigt.
> - Der Patient wird in seiner kulturellen, weltanschaulichen und religiösen **Identität** wahrgenommen.
> - Realistische **Therapieziele** werden bestimmt.
> - **Kenntnis** über Organisationsformen von Palliativversorgung liegen vor.
> - Es werden **Rahmenbedingungen** geschaffen, die die Intimität des Patienten respektieren.

Palliative Versorgung kann sowohl im ambulanten als auch im stationären Bereich auf Palliativstationen und in stationären Hospizen erfolgen.

Palliativstationen sind spezialisierte Bereiche eines Krankenhauses, in denen Personen mit fortgeschrittenen lebensbegrenzenden Erkrankungen durch ein multiprofessionelles Team versorgt werden. Das Ziel liegt in der Linderung der Symptome und Verbesserung der Lebensqualität.

In **stationären Hospizen** werden Schwerkranke nach ihren persönlichen Bedürfnissen umsorgt und gepflegt. Auch für die Angehörigen nehmen sich die Mitarbeitenden Zeit.

Ambulante Palliativpflegedienste pflegen und begleiten Schwerkranke zu Hause in ihrer vertrauten Umgebung und unterstützen und entlasten damit auch die Angehörigen.

In **ambulanten Hospizdiensten** betreuen ehrenamtliche Personen Schwerkranke und ihre Angehörigen zu Hause.

Auch im Krankenhaus gibt es einen **Palliativdienst** als spezialisiertes Team mit unterschiedlichen Berufsgruppen (Ärzte, Psychologen, Pflege, Sozialdienst), die Erkrankte auf allen Stationen einer Klinik betreuen.

Die **spezialisierte ambulante Palliativversorgung** (SAPV) versorgt Schwerkranke rund um die Uhr zu Hause, im Hospiz oder in anderen Einrichtungen (z. B. Pflegeeinrichtungen). Das Ziel liegt in der Erhaltung der Selbstbestimmung und Lebensqualität der Patienten.

Die Palliativversorgung ist **multidimensional, multiprofessionell und patientenzentriert.** Ein multidisziplinäres Team, zu dem Pflegepersonal und Ärzte, Psychologen, Sozialarbeiter, Seelsorger und Physiotherapeuten gehören, ermöglicht eine umfassende Betreuung der Patienten und der Angehörigen. Ambulante Dienste begleiten Patienten und Angehörige, helfen bei der häuslichen Pflege und koordinieren die verschiedenen ärztlichen, pflegerischen und sozialen Dienste. Im Zentrum der Versorgung stehen der Patient und seine Familie. Dabei liegt der Fokus auf der Gesamtheit der körperlichen, emotionalen, sozialen, spirituellen und informativen Aspekte (siehe Abb. 4.1).

Die palliative Versorgung stellt somit ein **Gesamtkonzept** dar, das zum einen eine optimale Schmerztherapie und Symptomkontrolle beinhaltet, zum anderen aber auch die Integration der psychischen, sozialen und spirituellen Bedürfnisse des Patienten, der Angehörigen und auch des Behandlungsteams. Dies bezieht sich sowohl auf die Phase der Erkrankung als auch auf den Prozess des Sterbens und auf die Zeit danach. Dabei lassen sich verschiedene Stadien unterscheiden.

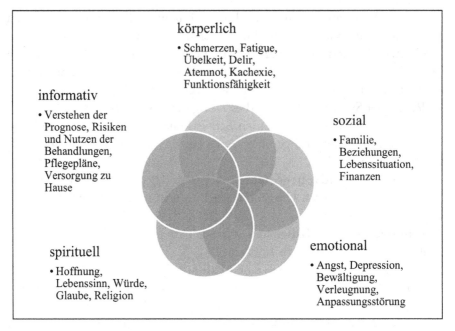

körperlich
• Schmerzen, Fatigue,
  Übelkeit, Delir,
  Atemnot, Kachexie,
  Funktionsfähigkeit

informativ
• Verstehen der
  Prognose, Risiken
  und Nutzen der
  Behandlungen,
  Pflegepläne,
  Versorgung zu
  Hause

sozial
• Familie,
  Beziehungen,
  Lebenssituation,
  Finanzen

spirituell
• Hoffnung,
  Lebenssinn, Würde,
  Glaube, Religion

emotional
• Angst, Depression,
  Bewältigung,
  Verleugnung,
  Anpassungsstörung

Abb. 4.1 Ebenen der palliativen Versorgung (adaptiert nach Hui et al., 2018)

4.2 Stadien der Palliativversorgung

1. **Rehabilitation:** Patienten leiden an einer unheilbaren Krankheit, die zum Tod führen wird. Behandelt werden bestimmte Symptome, aber auch die Grunderkrankung (z. B. durch eine palliative Chemo-, Strahlen- oder Immuntherapie). Das Ziel liegt nicht in der Heilung, sondern in der Lebensverlängerung, der Steigerung der Lebensqualität und einer guten Kontrolle der belastenden Symptome. Diese Phase kann sich über Monate bis Jahre erstrecken.
2. **Präterminale Phase:** Die Grunderkrankung ist weiter fortgeschritten, so dass die damit verbundenen Symptome im Vordergrund stehen. Die Grunderkrankung wird in der Regel nicht mehr behandelt, sondern die beeinträchtigenden Symptome. Das Ziel liegt nicht mehr in der Lebensverlängerung, sondern in der Verbesserung oder Aufrechterhaltung der Lebensqualität und der Kontrolle belastender Symptome. Diese Phase kann Tage bis Wochen dauern.
3. **Terminale Phase:** Die Krankheit ist weit fortgeschritten und das Versterben ist in den nächsten Tagen wahrscheinlich. Die Behandlung von Symptomen

wie Atemnot, Verweigerung der Nahrungsaufnahme, Schwäche, Unruhe und Angst steht im Vordergrund. Prophylaktische Maßnahmen sollten eingestellt werden, um den Patienten nicht weiter zu belasten. Das Ziel liegt in der Steigerung der Lebensqualität und der Kontrolle der belastenden Symptome. Diese Phase kann Stunden bis Tage dauern.

4. **Sterbephase:** Der Tod ist innerhalb der nächsten Stunden zu erwarten. Die Behandlung der Symptome wie Angst, Unruhe, Atemnot etc. steht im Vordergrund. Auch eine Sedierung kann, insbesondere bei großen Ängsten des Patienten, sinnvoll sein. Diese Phase kann Minuten bis Stunden dauern.

Die Aussage „Sie sind in der palliativen Phase" heißt somit nicht zwangsläufig, dass die Patienten sich bereits in der Sterbephase befinden und der Tod unmittelbar bevorsteht. Palliativ bedeutet auch **effektive Kommunikation und reflektiertes Entscheiden.**
Folgende Grundfragen sind in der Palliativversorgung wichtig:

- In welcher Phase befindet sich der Patient? Dabei sollte auch die biografische Lebensphase berücksichtigt werden.
- Was ist der Wille des Patienten?
- Was können Angehörige und Fachpersonal tun?
- Was sollten Angehörige und Fachpersonal nicht tun?

Palliativmedizin soll demnach eine **Lebenshilfe** für sterbende Menschen sein. Dazu gehören eine optimale Symptomkontrolle, Prävention des Leidens, Kümmern und Begleiten, die Unterstützung Angehöriger, Berücksichtigung ethischer Standards, eine effektive Kommunikation, ein reflektiertes Entscheiden sowie Transparenz.
Das Ziel ist „to care not to cure" (siehe Abb. 4.2).

Optimale Symptomkontrolle	Prävention des Leidens	Kümmern und begleiten	Unterstützung Angehöriger	Ethische Standards	To care not to cure
• auf verschiedenen Ebenen (körperlich, Verhalten, Biografie) • individuelle Orientierung • spezifisch und multimodal • interdisziplinär	• alle Beteiligten einbeziehen • Respekt vor individuellen Werten • Aufrichtigkeit • Integration von Hoffnung	• Caring und Curing – keine Gegensätze • multiprofessionell • Orientierung am Menschen • Sterben akzeptieren • Zeit als Perspektive	• Trauer begleiten • mit Abschiedserfahrung weiterleben • Sinn und Erkenntnis • Bedeutung von Harmonie, Kohärenz, Selbstfürsorge	• Qualität von Zeit wichtiger als Länge • Leidenslinderung wichtiger als Lebenserhalt • Abwägen von individuellem Nutzen und Schaden • Willen, Identität, Autonomie respektieren	• Orientierung am Befinden • Nähe und Verlässlichkeit • Lebensqualität wichtiger als Lebenszeit

Abb. 4.2 Aufgaben der Palliativmedizin

4.3   Mythen der Palliativversorgung

Wie in anderen Bereichen im Rahmen von Krebserkrankungen, gibt es auch im Bereich der Palliativversorgung eine Reihe von Mythen. Drei dieser Mythen sollen hier genauer dargestellt werden.

1. In der Palliativversorgung geht es nur um das Sterben.
2. Palliativversorgung ist demoralisierend (= entmutigend).
3. In der Palliativversorgung wird hauptsächlich gesprochen.

Mythos 1: „In der Palliativversorgung geht es nur um das Sterben"
In den letzten Jahren hat ein deutlicher Paradigmenwechsel in der Palliativversorgung stattgefunden (siehe Abb. 4.3). War es früher so, dass die palliative Versorgung erst dann eingeschaltet wurde, wenn eine lebensverlängernde oder kurative Behandlung nicht mehr möglich war, also alle medizinischen Maßnahmen ausgeschöpft waren, so ist es heute so, dass schon während der kurativen und lebensverlängernden Maßnahmen auch palliative Maßnahmen zur Symptomkontrolle und Verbesserung der Lebensqualität angewendet werden. In diesem integrativen Modell können **sowohl lebensverlängernde Behandlungen als auch palliative Versorgung gemeinsam** stattfinden (wie oben bei der Darstellung der Stadien der Palliativversorgung gezeigt).

Mythos 2: „Palliativversorgung ist demoralisierend"

> *„Ich möchte lieber nicht auf die Palliativstation, dann habe ich doch keine Chance mehr und sterbe sowieso bald. Dort bekomme ich keine ausreichende Behandlung mehr." (63-jähriger Krebspatient)*

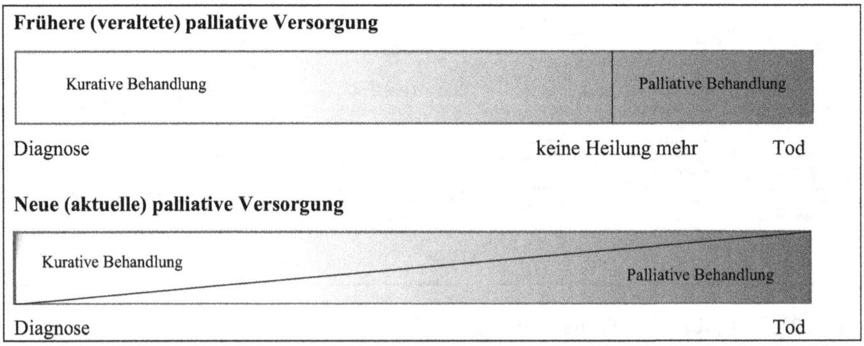

Abb. 4.3 Versorgung in der Palliativmedizin

Einige Patienten haben die Sorge, dass mit einem Aufenthalt auf der Palliativstation oder im Rahmen der palliativen Versorgung keine medizinische Behandlung mehr erfolgt und sie dann eher sterben. Das stimmt nicht. Aktuelle Studien, die palliative Versorgung mit onkologischer Standardversorgung verglichen haben, konnten zeigen, dass die palliative Versorgung mit einer **Verbesserung der Lebensqualität** einhergeht – die noch höher wird, wenn die palliative Versorgung früher eintritt (Tempel et al., 2010). konnten darüber hinaus zeigen, dass frühe palliative Maßnahmen nicht nur die Lebensqualität verbesserten und weniger Depressionen auftraten als in der Vergleichsgruppe, sondern auch ein längeres Überleben der Betroffenen zur Folge hatten. Hinsichtlich der Symptomkontrolle finden sich sowohl für die onkologische Standardversorgung als auch für die palliative Versorgung vergleichbare Ergebnisse. Die Sorge, dass der Tod auf einer Palliativstation schneller eintritt als auf einer onkologischen Station, konnte nicht bestätigt werden. In den meisten Studien gab es keine Unterschiede zwischen Standardversorgung und Palliativstation, in einigen Studien war das Überleben auf den Palliativstationen sogar länger als auf den Standardstationen. Vorteile der Palliativstation fanden sich auch für die Kommunikation mit den Angehörigen (Hui et al., 2018).

Somit ist die palliative Versorgung alles andere als demoralisierend oder entmutigend. Sie geht einher mit einer **Verbesserung der Lebensqualität,** einer **Reduktion der Depressionsrate, besserer Symptomkontrolle, höherer Zufriedenheit der Angehörigen** und **möglicherweise sogar einem längeren Überleben.**

Mythos 3: „In der Palliativversorgung wird hauptsächlich gesprochen"
Dieses Vorurteil geht davon aus, dass in der Palliativversorgung keine medizinische Behandlung mehr stattfindet. Auch dies ist aufgrund der Professionalisierung und der Expertise in ganz unterschiedlichen Bereichen nicht korrekt. Wichtige Aspekte der palliativen Versorgung beinhalten das **Symptommanagement,** die **psychosoziale und spirituelle Versorgung,** die **Unterstützung der Angehörigen,** die **Arzt-Patient-Kommunikation,** die Möglichkeit komplexe Entscheidungen zu treffen und die sogenannte **End-of-life-Versorgung** (Hui et al., 2018). Insbesondere am Lebensende müssen auch Entscheidungen getroffen werden, ob bestimmte Behandlungen wie z. B. eine Chemotherapie noch sinnvoll sind. Diese Therapien haben keinen „heilenden" Ansatz mehr, sondern dienen der Symptomlinderung. Allerdings gehen sie auch mit einer Reihe von Nebenwirkungen einher, so dass ein Abwägen zwischen Kosten und Nutzen sehr sinnvoll ist. Nicht immer fällt es Beteiligten leicht, die medizinische Behandlung für „beendet" zu erklären.

Dennoch sollte in dieser Phase darauf geachtet werden, dass „unnötige" Behandlungen, die häufig zu Lasten der Lebensqualität gehen, verhindert werden.

4.4   Belastungen am Lebensende

Die **häufigsten Sorgen am Lebensende** sind die Sorgen, Schmerz oder Leid zu erleben, Sorgen um die Angehörigen nach dem eigenen Tod, aber auch Sorgen, eine Belastung für andere zu sein, keine Zukunft mehr zu haben, nicht genügend Zeit zur Verfügung zu haben und nicht zu wissen, was genau am Lebensende passiert (Vehling & Kissane, 2018). Auch Angehörige haben Sorgen, die sie häufig aber nicht mit den Erkrankten teilen wollen oder können.

> *„Was mache ich, wenn du stirbst? Das wollte ich nicht laut sagen." (51-jährige Frau eines Krebspatienten)*

Ein häufiges Problem ist die auf das eigene Sterben bezogene **Demoralisierung**. Dieses Demoralisierungssyndrom zeigt sich folgendermaßen: Die Betroffenen erleben Gefühle wie Hoffnungslosigkeit, Verlust von Sinngebung und Lebensaufgaben. Das Denken ist geprägt von Pessimismus, Hilflosigkeit, persönlichem Versagen, Fehlen einer erstrebenswerten Zukunft und dem Gefühl, gefangen zu sein. Oft fehlen der Antrieb und die Motivation, die Situation anders zu bewältigen. Betroffene ziehen sich zurück, isolieren sich sozial, entfremden sich oder haben auch keine Unterstützung (Trachsel & Maercker, 2016).

> *„Mein erster Gedanke war: Jetzt falle ich allen zur Last. Das kann ich keinem zumuten. Es hat doch alles keinen Sinn mehr." (67-jähriger Krebspatient)*

Im Zusammenhang mit Depressionen, aber auch davon unabhängig, kann auch das Phänomen des **Bedauerns** auftreten. Dabei handelt es sich um eine Reaktion auf eigenes früheres und unterlassenes Verhalten. Es kann sein, dass ein bestimmtes Verhalten rückblickend als Fehler eingeschätzt wird.

> *„Rückblickend bereue ich, dass wir nie in Urlaub gefahren sind – auch mit den Kindern. Irgendwie war dazu nie Zeit oder Geld da … aber das wäre schon schön gewesen." (68-jähriger Krebspatient)*

Dinge, die Sterbende im Sinne einer **Bilanzierung** am häufigsten bereuen, befassen sich mit der Arbeit („zu viel gearbeitet zu haben"), dem eigenen

Leben („das eigene Leben nicht gelebt zu haben"), Gefühlen („eigene Gefühle nicht ausgedrückt zu haben"), Freunden („Kontakt zu Freunden nicht aufrecht erhalten zu haben") und Glück („sich nicht erlaubt zu haben, glücklicher zu sein") (Ware, 2013). Wenn es zu intensivem Bedauern kommt, dass viele Lebensbereiche umfasst, ist dies ein großer Belastungsfaktor für Sterbende. Bedauern ist eine Reaktion ähnlich zu Schuldgefühlen, der emotionale Ausdruck kann aber viel stärker sein und mit einer tiefen Verbitterung einhergehen, die eine akzeptierende Haltung der Situation blockiert.

Im Rahmen des Sterbeprozesses werden immer wieder Ängste beschrieben, dazu gehört die **Todesangst** (Angst bzw. Furcht vor dem Sterben). Diese Angst kann sich sowohl auf die Angst vor dem tatsächlichen Tod beziehen oder im weiteren Sinne auch auf die Angst vor einem langen Leiden, vor Schmerzen und Alleinsein oder aber auch darauf, von anderen aufgegeben zu werden. Auch die Sorge, eine Belastung für Angehörige zu sein und Besorgnis um die Zurückbleibenden können dazu gehören. Die Todesangst bezieht sich meistens auf den letzten Lebensabschnitt vor dem Tod.

Neben der Todesangst gibt es auch **situative Ängste**. Dabei handelt es sich um Ängste, die auf bestimmte Situationen gerichtet sind, z. B. Angst vor Chemotherapie, Operationen, körperlicher Entstellung oder Verlust von Lebensqualität. Auch Ängste vor körperlichen Belastungen im Sterbeprozess wie Schmerzen, Atemnot, Übelkeit, Erbrechen etc. können auftreten. Hier ist auch zu berücksichtigen, dass bestimmte Ängste auch durch körperliche Faktoren ausgelöst werden können, z. B. durch metabolische Störungen (Hyperkaliämie, Hypoglykämie), durch organische Veränderungen (Metastasen) oder bestimmte Medikamente (Opioide, Antiemetika, Kortikoide).

Zu den **existenziellen Ängsten** gehören die Angst vor dem nicht mehr da sein (Endlichkeit des Lebens), vor dem Vergessenwerden oder dem Unwichtigsein (Trachsel & Maercker, 2016). Gedanken an das Ende des Selbst können Panikattacken auslösen, sodass Gedanken an den Tod häufig vermieden und auch in der Gesellschaft eher tabuisiert werden.

Viele Menschen sorgen sich vor **Schmerzen** am Lebensende. Schmerz und das Empfinden von Schmerzintensität sind vorrangig subjektive Erfahrungen. Schmerz ist dabei ein ganzheitliches Phänomen, welches von Cicely Saunders als *Total Pain* beschrieben wurde (Saunders & Baines, 1989). *Total Pain* versteht Schmerz nicht nur als das Erleben einer körperlichen Funktionsstörung, sondern als ein komplexes Leiden, zu dem auch der Verlust des „normalen" Lebens, des Lebenssinns, aber auch die Angst vor dem Tod und Sterben gehören. Mit Fortschreiten der Erkrankung nimmt auch die Häufigkeit von Schmerzen zu. Allerdings können 90 % der Schmerzen durch eine professionelle Schmerztherapie auf ein aushaltbares Maß reduziert werden (Müller-

Busch, 2012). Schmerz scheint nicht das am stärksten beeinträchtigende Symptom am Lebensende zu sein, sondern eher Schwäche, Erschöpfung und Fatigue.

Unter **Fatigue** versteht man einen Zustand der Kraftlosigkeit und Schwäche, der weit über normale Müdigkeit und Erschöpfung hinausgeht. Durch Schlaf oder Ruhe lässt sich diese Erschöpfung nicht beheben. Für viele Patienten ist diese Schwäche oder Erschöpfung das am stärksten belastende Symptom. Allerdings ist es auch etwas, das zum Sterbeprozess dazugehört und somit eine natürliche Funktion darstellt. Auch wenn es keine adäquate medikamentöse Behandlung der Fatigue gibt, können häufige und regelmäßige Pausen, dosierte körperliche Aktivitäten, Entspannungstechniken und Stressreduktion hilfreich zur vorübergehenden Linderung sein. Oftmals entsteht eine Belastung auch aus der Diskrepanz zwischen den eigenen Erwartungen und der tatsächlichen Realität. Hier können Gespräche helfen, um zu erkennen und zu akzeptieren, dass es in der Sterbephase normal ist, nicht mehr so viel leisten zu können (Trachsel & Maercker, 2016).

Neben Schmerzen wird insbesondere am Lebensende die **Atemnot** als bedrohlich empfunden und kann nicht nur bei den Erkrankten, sondern auch bei den Angehörigen mit bedrückenden Ängsten einhergehen.

„Meine größte Angst ist, dass mein Mann qualvoll ersticken muss." (42-jährige Partnerin eines Krebspatienten)

Atemnot ist ein subjektiv gefühlter Zustand, zu wenig Luft zu bekommen und somit nicht objektiv messbar. Zu berücksichtigen ist zudem, dass Angst zu Atemnot führen kann und somit auch ein **Teufelskreis** entstehen kann (siehe Abb. 4.4).

Bei dem Erleben von Angst kommt es im Körper zu physiologischen Veränderungen. Der Körper bereitet sich auf die Angstreaktion (= Reaktion auf eine mögliche Bedrohung) vor, die genetisch vorprogrammiert ist und Kampf oder Flucht beinhaltet. Dazu kommt es zu körperlichen Veränderungen, die z. B. auch Atemnot als Symptom haben können. Diese Atemnot wird jetzt vom Patienten wahrgenommen. Da sich der Patient nun aber nicht in einem Kampf- oder Fluchtzustand befindet (hier wäre Atemnot durch Kampf oder durch schnelles Laufen ein normales Symptom), wird dieses Symptom gedanklich als bedrohlich bewertet im Sinne von „Ich werde ersticken.". Dieser Gedanke löst nun weitere Angst aus, sodass sich der Teufelskreis fortsetzt und es zu weiteren Körpersymptomen (z. B. Druckgefühl auf der Brust) kommt, welche zu weiteren bedrohlichen Gedanken führen („Es wird immer schlimmer.") und die Angst weiter steigert.

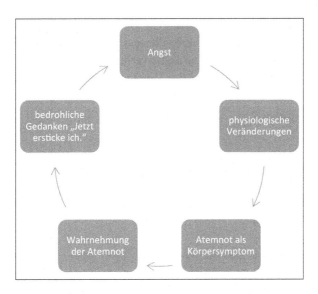

Abb. 4.4 Teufelskreis der Angst am Beispiel des Körpersymptoms „Atemnot"

Zur Behandlung der Atemnot hat sich eine Kombination aus medikamentöser und nicht medikamentöser Behandlung als wirkungsvoll erwiesen. Zum einen muss der Teufelskreis durchbrochen werden, da sich Angst und Atemnot gegenseitig verstärken. Zum anderen können bei leichter bis mittlerer Atemnot auch Ruhe, Pausen, bestimmte Körperhaltungen (z. B. Kutschersitz, bei dem man leicht nach vorn gebeugt sitzt, so als würde man eine Kutsche steuern) sowie bestimmte Atemtechniken (z. B. die Lippenbremse, Einatmen in den Bauch oder gemeinsames Atmen mit der Partnerin) eingesetzt werden. Medikamentös sind Opioide das wirksamste Mittel. Sie dämpfen das Atemzentrum und verringern somit das subjektive Gefühl von Atemnot. Zudem haben sie auch eine sedierende und angstlösende Wirkung (Trachsel & Maercker, 2016).

„Jetzt iss' doch mal was oder trink einen Schluck." -Wenn Patienten keinen Appetit mehr haben und die Nahrungsaufnahme verweigern, neigen Angehörige dazu, den Patienten zu einer weiteren Nahrungsaufnahme anzuregen. Die Veränderung des **Ess- und Trinkverhaltens** ist ein wichtiges Kriterium für einen nahenden Tod. Die biologische Funktion der Nahrung wird, je näher der Tod rückt, immer unwichtiger. Häufig kommt es durch die Appetitlosigkeit zu einer Abmagerung, einem Gewichts- und Kraftverlust, der sogenannten Kachexie. Angehörige fühlen sich in dieser Situation oft hilflos und wollen alles tun, damit die Sterbenden noch etwas essen oder trinken können. In der Sterbephase genügen meistens ganz kleine Mengen an Flüssigkeit oder Nahrung, um das Gefühl von Durst und Hunger zu stillen. Das Hungergefühl verschwindet in dieser Phase. Patienten, die kein Hunger- oder Durstgefühl mehr haben, werden nicht verhungern oder verdursten. Künstlich Flüssigkeit oder Nahrung in der letzten Sterbephase zu geben, ist meistens nicht sinnvoll. Oft reicht zum Stillen des Durstgefühls das Befeuchten der Mundschleimhaut.

4.5   Was ist hilfreich am Lebensende?

„Ich weiß, dass es nicht gut aussieht, aber vielleicht schaffe ich es ja doch noch."
(58-jähriger Krebspatient)

Menschen am Lebensende sind in der Lage, zwei eigentlich widersprüchliche psychologische Zustände aufrechtzuerhalten: einerseits die Vorstellung des nahen Todes und andererseits das Gefühl von Hoffnung und Lebenssinn. Das heißt, Menschen sind in der Lage, das Wissen um den bevorstehenden Tod zu tolerieren, ohne die Wahrnehmung von Lebenssinn oder den Willen zu leben aufzugeben.

„Hope for the best, but prepare for the worst." (Back et al., 2003*)*

Für Angehörige kann sich dies etwas anders darstellen. Sie sind häufig mit Gefühlen der Hoffnungslosigkeit, Angst und Verzweiflung konfrontiert. Möglicherweise entsteht auch eine Art Aktivismus nach dem Motto „Es muss doch noch etwas getan werden." Dies kann auch vom Behandlungsteam kommen und dann zu inadäquaten, belastenden und riskanten Maßnahmen führen, die für den Patienten eher belastend und weniger hilfreich sind.

„Es gibt Zeiten, in denen es im Interesse der Gesundheit liegt, zu sterben. Es ist nicht gesund, das Sterben hinauszuzuziehen." Cicely Saunders (ca. 1967)

Zwischenmenschliche Beziehungen spielen eine wichtige Rolle im Sterbeprozess. Menschen mit wenigen Beziehungen oder problembehafteten Beziehungen erleben mehr Belastungen oder Nöte im Sterbeprozess (Trachsel & Maercker, 2016). Somit kann eine Unterstützung durch die Partnerin für den Patienten, der sich im Sterbeprozess befindet, sehr bedeutsam und hilfreich sein. Dies kann auch für den Angehörigen, neben der Belastung, eine bereichernde Erfahrung sein.

„Ich bin dankbar, dass ich für meinen Mann da sein konnte." (*67-jährige Frau eines verstorbenen Patienten*)

4.5.1 Was ist ein „guter" Tod?

Wenn man über diese Frage nachdenkt, kommen in vielen Fällen folgende Gedanken:

- frei von Schmerzen,
- Würde und Autonomie bewahren,
- Zuwendung und Liebe erhalten.

Würde ist ein Zustand, in dem man sich von anderen geachtet fühlt und auch Selbstachtung hat. Bei Krebserkrankungen kann es häufig zu entwürdigenden Zuständen kommen, bei denen auch ein Gefühl von Scham auftritt oder das Gefühl, nur als Objekt wahrgenommen zu werden. **Autonomie** ist auch gleichzusetzen mit Selbstbestimmung und versteht die Fähigkeit einer Person, ihren Willen zu äußern und in Übereinstimmung mit ihren Werten und Überzeugungen zu leben. Wenn an einem Patienten Handlungen vollzogen werden, ohne seine Meinung und Zustimmung zu erfragen oder ihn mitwirken zu lassen, wird die Autonomie verletzt. Am Lebensende spielt das Autonomiegefühl im Zusammenhang mit Entscheidungen zur Behandlung, zur Pflege und zur Sterbeerleichterung eine Rolle. Sollen noch weitere Therapiemaßnahmen eingeleitet werden? Auch das Schmerzmanagement spielt eine wichtige Rolle. Beim Gefühl um Zugehörigkeit geht es um den Wunsch nach Beziehungsaufnahme, Nähe und Vertrautheit. Zuwendung und Liebe kann dabei sowohl verbal als auch nonverbal übermittelt werden.

„Im Hospiz konnte ich viel Zeit mit meinem Mann verbringen, einfach nur an seinem Bett sitzen, seine Hand halten – einfach für ihn da sein, auch wenn wir nicht so viel gesprochen haben, hat mir und ich glaube auch ihm gutgetan." (*Frau eines Patienten*)

4.5.2 Belastungen der Angehörigen

Auch für Angehörige ist es – genauso wie für den Patienten oder das Fachpersonal – schwer, den Zeitpunkt zu erkennen, an dem keine Heilung mehr möglich ist. Dies kann auch zu Wunschdenken führen oder die Hoffnung nähren, dass es noch weitere Behandlungsoptionen geben müsste.

„Ich kann nicht glauben, dass es nichts mehr geben soll. Die Medizin ist doch so weit. Irgendwas müssen die doch noch machen können." *(72-jährige Frau eines Krebspatienten)*

Für Angehörige gibt es eine ganze Reihe von herausfordernden Situationen und Themen am Lebensende, wie z. B. die Auseinandersetzung mit dem Rückzug und der Depressivität des Patienten. Dies kann sich u. a. darin äußern, dass die Kommunikation mit dem Mann zum Stillstand kommt, er seine Augen geschlossen hält oder man seinem „Entschwinden" (hilflos) zusehen muss. Auch zu beobachten, wie der Partner körperlich abbaut und irgendwann nur noch wenig oder keine Nahrung mehr zu sich nehmen kann oder möchte, kann belastend sein. Häufig müssen in dieser Phase durch die Angehörigen wichtige Entscheidungen getroffen werden, die entweder aufgrund der Wünsche des Patienten oder auch eigenverantwortlich im Sinne des Patienten oder durch äußere Umstände erforderlich sind. Dies kann erschwert werden durch familiäre oder Rollenkonflikte. **Professionelle Unterstützung als Angehöriger** in Anspruch zu nehmen, kann hier wichtig und entlastend sein. Neben den Sorgen und Ängsten um den Patienten finden sich oft auch eigene Ängste vor Einsamkeit nach dem Tod und Gefühle des „Zurückbleibens". Es kann sich eine so bezeichnete „antizipierte oder vorweggenommene Trauer" einstellen. Damit ist eine Trauer gemeint, die auftritt, wenn ein Angehöriger auf einen bevorstehenden Verlust emotional reagiert.

Angehörige nehmen auch in der letzten Lebensphase eine ganz wichtige Rolle ein mit verschiedenen Funktionen: zum einen sind sie primär für die Pflege und Betreuung des Patienten zuständig, zum anderen sind sie selbst belastet und auch auf professionelle Unterstützung angewiesen. Oft kommt es vor, dass Angehörige sich bis zur totalen Erschöpfung aufopfern und nicht mehr auf die eigenen Bedürfnisse achten. Sicherlich sind in dieser Phase die eigenen Belange eher zweitrangig. Allerdings heißt, sich um den Partner kümmern auch nicht, dass man rund um die Uhr zur Verfügung stehen muss. Es braucht auch mal **Pausen zur Erholung oder zum Ausgleich.** Um sich diese Freiräume zu schaffen, sollten Sie Unterstützung von anderen – der Familien, Freunden und auch professionelle Unterstützung – in Anspruch nehmen. Gerade in der letzten Lebensphase kann es vorkommen, dass der Patient keine externe Hilfe möchte und erwartet, dass die Frau dies übernimmt.

„Wir brauchen keine häusliche Pflege. Das macht meine Frau. Die kann das am besten." *(79-jähriger Krebspatient)*

Allerdings kann es sein, dass die Frau mit diesen Anforderungen überfordert ist – und der Mann dies aus verschiedenen Gründen nicht sieht oder sehen kann. Oft ist es nicht einfach, sich dann trotzdem und auch gegen den Wunsch oder Willen des Mannes Unterstützung zu suchen. Sprechen Sie mit dem medizinischen Team und lassen Sie sich über mögliche Unterstützungsangebote informieren und beraten. Auch wenn Sie vielleicht denken, dass die Pflege Ihres Mannes zu Ihren Aufgaben gehört, heißt es ja nicht, dass – wenn Sie z. B. **häusliche Pflege** in Anspruch nehmen – nicht mehr für Ihren Mann da sind. Sie können die Zeit gemeinsam mit Ihrem Mann verbringen – für Gespräche oder schöne Momente, anstatt durch die körperliche Pflege selber bis an Ihre Belastungsgrenze zu gehen.

„Es hat mich schon einiges an Überwindung gekostet, dass nun eine fremde Frau meinen Mann wäscht, aber ich konnte es einfach körperlich und auch psychisch nicht mehr. Oft war ich dann auch sehr ärgerlich auf meinen Mann und habe ihn angemeckert, obwohl ich einfach nur erschöpft und überfordert war. Jetzt – mit der Unterstützung – verbringen wir die gemeinsame Zeit viel entspannter und ich kann auch mal ein paar Besorgungen machen, wenn ich weiß, die Pflegekraft ist da und kümmert sich um meinen Mann. Eigentlich hätten wir das schon viel eher machen sollen.“ (73-jährige Frau eines Krebspatienten)

4.5.3 Wie kann man über Tod und Sterben sprechen?

Oft ist es nicht einfach über Themen wie Tod und Sterben zu sprechen. Allerdings zeigte sich in Studien, dass Personen, mit denen Gespräche über Ängste, Therapieziele und Prognosen geführt wurden, einen ruhigeren und weniger von Ängsten oder anderen Symptomen belasteten Sterbeverlauf hatten als Personen, mit denen keine Gespräche über Tod und Sterben geführt wurden (Block, 2001). Dennoch ist es nach wie vor eine Hürde, über diese Themen zu sprechen.

Wenn ein Patient realisiert, dass der Tod bevorsteht, werden manchmal Dinge und Aufgaben deutlich, die die Betroffenen noch erledigen möchten (Trachsel & Maercker, 2016):

- Wo möchte ich sterben?
- Welche Menschen möchte ich dann bei mir haben, wen möchte ich vorher noch sehen, um mich zu verabschieden?
- Wem möchte ich etwas aufschreiben oder sagen?
- Wie und wo möchte ich beerdigt werden?

Somit besteht auch die Möglichkeit, sich auf den Tod gewissermaßen „vorzu-bereiten". Tatsächlich wird das Erleben des Sterbens angstfreier, wenn man sich vorher schon einmal mit dem Thema Tod und Sterben beschäftigt hat. Auch für die Angehörigen kann der Verlust besser zu bewältigen sein, wenn es vorher eine **Möglichkeit des Abschiednehmens** gab. Wenn es schwerfällt, direkt mit der Partnerin über den Tod zu sprechen, kann auch das Hinter-lassen eines Abschieds- oder Dankesbriefes eine Möglichkeit sein.

In einem **Dankbarkeitsbrief** können Sie beschreiben, welche stärkenden Begegnungen Sie am Lebensende erinnern oder wofür Sie sich bei bestimmten Menschen bedanken möchten oder was Sie noch mitteilen möchten (Diegel-mann et al., 2020). Sich in achtsamer und wohlwollender Weise mit dem Thema Tod und Sterben zu befassen, kann hilfreich für ein angstfreies Ster-ben sein.

Wichtig

Stellen Sie sich vor, Sie erleben JETZT die letzte Stunde Ihres Lebens:
Was würden Sie dann tun?
Mit wem würden Sie diese letzte Stunde verbringen wollen? (Diegelmann et al., 2020)

4.5.4 Rückblick auf das eigene Leben

Wenn Gespräche über Tod und Sterben möglich sind, kann am Lebensende auch ein **Rückblick** auf das eigene oder auch gemeinsame Leben hilfreich sein. Bestimmte Lebensphasen oder Erfahrungen können erinnert werden. Dabei kann es um unterschiedliche Bereiche gehen wie Kindheit, Jugend, Er-wachsenenalter, aber auch um die Integration, also eine Zusammenfassung und Bewertung des Lebens, ein Rückblick auf wichtige Lebensereignisse, glückliche und unglückliche Momente etc.

Übersicht

Fragen, die man sich stellen kann, um auf sein Leben zurückzublicken (modi-fiziert nach Ando et al., 2010; Diegelmann et al., 2020)

- Was ist das Wichtigste in meinem Leben und warum?
- Was sind die lebhaftesten oder prägendsten Erinnerungen in meinem Leben?
- Welches Ereignis oder welche Person prägten mich am meisten?
- Was ist die wichtigste Rolle, die ich in meinem Leben eingenommen habe?
- Was war der stolzeste Moment in meinem Leben?

- Gibt es etwas, das meine Familie über mich wissen sollte?
- Gibt es Dinge, die ich ihnen erzählen will oder die sie in Erinnerung behalten sollen?
- Welche Ratschläge oder Worte der Orientierung habe ich für die wichtigen Menschen in meinem Leben oder für die jüngere Generation?
- Was möchte ich, was von mir erinnert wird, wenn es mich mal nicht mehr gibt?
- Welche guten Zeiten in meinem Leben erinnere ich jetzt?
- Was kann ich besonders gut?
- Wann habe ich mich besonders lebendig gefühlt in meinem Leben?
- Was erlebe ich als persönliche Grenzen in meiner täglichen Arbeit/meinem Alltag?
- Wem würde ich gerne einen Dankbarkeitsbrief schreiben?
- Welche Personen haben mich in meinem bisherigen Leben inspiriert?
- Was schiebe ich immer wieder auf in meinem Leben?
- Welchen Traum möchte ich mir noch erfüllen?
- Worauf bin ich stolz in meinem privaten und beruflichen Leben?
- Wann hat es mir geholfen, ein Problem mal aus einer anderen Perspektive zu sehen?
- Welche Ereignisse, emotional bewegender Momente, Erfahrungen, die unter die Haut gehen, erinnere ich spontan – sowohl positive wie auch negative Erfahrungen?
- Wann fühle ich mich rundum zufrieden?

Auch für Angehörige kann es hilfreich sein, sich **auf den Tod des Partners "vorzubereiten"**. Folgende Fragen können dabei nützlich sein:

Übersicht

Perspektiven für Angehörige für den Umgang mit dem Verlust des Partners (modifiziert nach Diegelmann et al., 2020)

- Was möchte ich meinem Mann noch sagen und warum?
- Welche Fragen möchte ich meinem Mann noch stellen?
- Was mache ich ohne meinen Mann?
- Wer kann mir in der ersten Zeit helfen oder mich unterstützen?
- Was wird mir besonders schwerfallen?
- Was traue ich mir zu?
- In welchen Bereichen wird mir mein Mann besonders fehlen?
- Welche Potenziale könnten sich nach dem Verlust eröffnen?
- Was kann ich heute tun, um mich auf den Verlust vorzubereiten?

Ist ein gemeinsames Gespräch zwischen dem Patienten und der Partnerin über den Tod möglich, eröffnen sich dadurch, insbesondere für die Angehörigen, möglicherweise hilfreiche Aspekte, die auch über den Tod des Mannes hinaus nützlich sein können.

„Zuerst war es schwer über den Tod zu sprechen. Irgendwie fühlte es sich komisch und auch falsch an. Mein Mann war doch noch jung. Aber als wir dann darüber gesprochen haben, wurde es ‚normaler‘. Der Tod gehört eben auch zum Leben dazu. Jetzt im Nachhinein bin ich froh, dass wir darüber gesprochen haben und ich wusste, was meinem Mann wichtig ist." (49-jährige Frau eines verstorbenen Patienten)

Auch wenn es nicht einfach ist, über Themen wie Tod und Sterben zu sprechen, können diese Gespräche erleichtern und auch Ängste vor dem Sterben und auch der Zeit danach abbauen. Manchmal traut man sich auch nicht, das Thema anzusprechen, weil man denkt, den anderen würde es zu sehr belasten. Allerdings hat man den anderen meistens gar nicht gefragt, ob das auch so ist. Daher: **Trauen Sie sich und sprechen Sie gemeinsam darüber.**

5

Auswirkungen der Erkrankung auf das Paar und das soziale Umfeld

Inhaltsverzeichnis

Die Krebserkrankung wirkt sich in vielfacher Weise auf die Partnerschaft, die Familie und das soziale Netzwerk aus. Sie greift in wesentliche Lebensabläufe und -planungen ein, in die Erziehungskompetenz (wenn etwa noch Kinder im Haushalt leben) oder das Freizeitverhalten, den Beruf und nicht zuletzt in die unmittelbare Interaktion des betroffenen Paares. Hilfreich ist es, bestimmte Risiko- oder Schutzfaktoren zu kennen, um problematische Situationen in der Interaktion oder Paarbeziehung zu vermeiden, abzufedern und adäquat auf sie zu reagieren. Achten Sie auf Ihre Gefühle und kommunizieren Sie die wahrgenommenen Belastungen und Ängste, aber auch eigene Wünsche und Bedürfnisse! **Offene Gespräche** zwischen Ihnen und dem Partner

J. Ernst, T. Zimmermann, *Mein Mann hat Krebs*,
https://doi.org/10.1007/978-3-662-64809-4_5

helfen, Missverständnisse, etwa hinsichtlich der Gefühlslage oder der körperlichen und seelischen Belastbarkeit und Leistungsfähigkeit, zu vermeiden. Diese unterstützen die gemeinsame Krankheitsbewältigung.

5.1   Krebs als „Wir-Erkrankung" und Familienangelegenheit

Krebs betrifft nie den erkrankten Mann allein, sondern immer auch Angehörige, Freunde oder das nahe und erweiterte soziale Umfeld – aber in erster Linie natürlich die Partnerin bzw. die Partnerschaft. In Deutschland leben geschätzt eine halbe Millionen Frauen, deren Partner an Krebs erkrankt ist. Diese Frauen sind in vielen Fällen die wichtigste Stütze für den erkrankten Partner, sind aber ebenso emotional belastet und erleben Stresssituationen mit hohem Überforderungspotenzial, Leidensdruck und Ohnmacht im Umgang mit der Situation. Diese Doppelrolle macht die Partnerinnen aus Sicht des renommierten Familienforschers Douglas Rait (1992) zu **Patientinnen zweiter Ordnung**, also zu Menschen, die selbst auch Bedürfnisse und Wünsche nach wirksamer Hilfe, (professioneller) Unterstützung und Orientierung haben. Allerdings wird diese Belastung der Partnerinnen im Rahmen der medizinischen und psychosozialen Versorgung der Patienten häufig nicht beachtet, da der Fokus auf dem Erkrankten liegt. Auch im privaten Umfeld wird häufiger die Frage „Wie geht es deinem Mann?" gestellt als die Frage „Wie geht es dir eigentlich mit der Erkrankung deines Mannes?". Die Unterstützung der Partnerin bleibt also sowohl durch das professionelle Team als auch das private Umfeld häufig unbefriedigend.

Eine Krebserkrankung wirkt sich auf folgende Bereiche aus: *Beeinträchtigung wesentlicher Lebensabläufe und -routinen* (Thiede & Deutsche Krebshilfe (Hrsg), 2019). Das kann eine Veränderung der beruflichen Situation und Pläne zur Folge haben, aber auch den Alltag zu einer Herausforderung werden lassen. Job, Haushalt und die Krankheit unter einen Hut zu bekommen, ist eine große Belastung. Sind minderjährige Kinder zu versorgen, kann die Krankheit und die Gesamtsituation auch zu einer Verschlechterung der elterlichen *Erziehungskompetenz* führen (siehe Abschn. 5.3, S. 76). Das *Freizeitverhalten* ändert sich. Dazu gehört häufig die Aufgabe von lieb gewonnenen Freizeitaktivitäten, ein sozialer Rückzug bis hin zu sozialer Isolation. Der Umgang mit Freunden kann enttäuschend oder belastend sein. Man kann sich unverstanden fühlen oder muss vielleicht sogar die Freunde beruhigen oder trösten, weil sie so betroffen sind und sich mit der schwierigen Lage überfordert sehen.

Die *familiären Interaktionen* verändern sich. Gerade bei Angst ist eine Kommunikation häufig schwierig und es fällt schwer, die richtigen Worte zu finden – insbesondere dann, wenn man den anderen nicht belasten möchte. Hinzukommen Themen, die per se schwer sind, wie Tod und Sterben (siehe Kap. 4, S. 52). *Emotionale und finanzielle Belastungen* können auftreten. Die Angst um den Mann, die Angst vor dem Tod, die eigene Kraftlosigkeit und Verzweiflung, die quälende Frage „Schafft er das?" oder „Was mache ich, wenn er stirbt?", sind belastend für viele Partnerinnen. Das alles kann sich, vor allem bei langanhaltenden Krisensituationen, auch negativ auf die Zufriedenheit mit der Beziehung auswirken.

Dabei sind das Ausmaß und die Dauer möglicher partnerschaftlicher Belastungen infolge der Krebserkrankung von zahlreichen krankheitsbezogenen und persönlichen Faktoren abhängig, deren Einfluss ineinandergreift und nicht immer klar und eindeutig zu bestimmen ist. Belastungsverstärkend sind mit hoher Wahrscheinlichkeit krisenhafte und schwere Krankheitsverläufe, bereits bestehende Beziehungsprobleme zwischen Patient und Partnerin, ein wenig tragfähiges soziales Netz oder bestehende Vorerkrankungen. Das bedeutet aber auch, dass ein Teil der betroffenen Familien die Probleme und Herausforderungen weitestgehend selbstständig und ohne größere familiäre oder paarbezogene Verwerfungen und Konfrontationen bewältigt.

Übersicht

Schutz- und Risikofaktoren für problematische Folgen der Krebserkrankung innerhalb der Paarbeziehung

Schutzfaktoren:

- Zufriedenheit mit der Partnerschaft,
- eher geringe subjektiv empfundene Belastung,
- gute soziale Unterstützung,
- frühes Krankheitsstadium mit guter Prognose,
- geringe Symptomlast der Erkrankung (z. B. Leistungseinbrüche, verändertes Körperbild).

Risikofaktoren:

- psychische Vorerkrankung,
- Konflikte innerhalb der Beziehung,
- weit fortgeschrittene Erkrankung und palliative Situation, hohe Symptomlast,
- negative Sicht auf die Erkrankung und die Auswirkung auf das eigene Leben,
- fehlendes oder wenig unterstützendes soziales Netz.

5.2 Veränderungen in der Paarbeziehung – und wie sollte die Partnerin reagieren?

Die Krebsdiagnose und im weiteren Verlauf die Folgen der Erkrankung und Behandlung bedeuten für die Partnerschaft einen massiven Einschnitt in alle Bereiche des bisherigen Lebens. Neben vielfältigen Einschränkungen und Veränderungen innerhalb der täglichen Routine kann es zum gleichzeitigen Aufeinandertreffen von finanziellen, emotionalen, körperlichen und ggf. auch zu beruflichen Problemen und Belastungen kommen (Ernst & Weißflog, 2016). Folgende psychosoziale Belastungsbereiche lassen sich ableiten:

- **Medizinische Stressoren:** damit ist alles gemeint, was mit der Erkrankung und Behandlung zusammenhängt, wie Nebenwirkungen, Funktionseinschränkungen etc. In einer Partnerschaft müssen möglicherweise auch gemeinsame Entscheidungen getroffen werden, die nicht immer einfach sind. Ein Mann, der aus Angst vor den Nebenwirkungen keine Operation durchführen lassen will, und seine Frau, die dies aus Angst vor dem Tod ihres Mannes unbedingt will – dies ist ein Dilemma. Darüber hinaus haben die Nebenwirkungen oder Funktionseinschränkungen auch Einfluss auf partnerschaftlich bedeutsame Bereiche, wie z. B. die Sexualität (siehe Kap. 6, S. 90).
- **Soziale Stressoren:** Beziehungen und Freundschaften können belastet werden oder sich verändern. Aktivitäten werden reduziert bis hin zu einem sozialen Rückzug oder einer Isolation. Die Rollen verschieben sich in einer Partnerschaft – nicht selten kommt es zu einer Rollenumkehr. Die gesamte Lebensplanung wird beeinträchtigt und infrage gestellt. Eine Herausforderung kann auch der Umgang mit dem sozialen Umfeld sein (Wem sage ich was? Wie reagiere ich auf Nachfragen? Wie gehe ich mit Enttäuschungen um?).
- **Emotionale Stressoren:** Dazu gehören Gefühle wie Sorgen, Ängste, Trauer, Depressivität, Hilf- und Hoffnungslosigkeit, Ärger, Wut, Frustration, Progredienzangst (siehe Abschn. 2.5, S. 30), Kontrollverlust, aber auch Selbstwert- und/oder Probleme mit dem Körper. In einer Partnerschaft herrscht oft bei den Partnerinnen eine Unsicherheit hinsichtlich der „richtigen" partnerschaftlichen Unterstützung. Hinzu kommen möglicherweise Selbstzweifel durch die Veränderungen in der körperlichen Erscheinung und möglicherweise auch Scham und/oder Ekelgefühle, die auf beiden Seiten – also bei der Frau und beim Mann – auftreten können.

- **Existenzielle Stressoren:** Hierzu zählen neben Sorgen um die Finanzen oder die berufliche Zukunft auch existenzielle Fragen nach dem Sinn des Lebens, der Beschäftigung mit möglichem Leid oder Tod (siehe Kap. 4, S. 52) und den oft sehr quälenden „Warum ich/wir?"-Fragen (siehe Abschn. 3.1, S. 42). Es kann zu einer Sprachlosigkeit über Themen wie Tod und Sterben, aber auch zu Schuldvorwürfen in der Partnerschaft kommen.

Paare erleben nicht selten ein Auf und Ab von Gefühlen und Belastungen, von Momenten tiefer Verzweiflung und Momenten voller Hoffnung. Aufgaben und Rollen in der Partnerschaft und/oder Familie müssen oft völlig neu geregelt und verteilt werden – wer kann noch für was verantwortlich sein? Die Aufgabenzuweisung wird dann häufig – zugunsten des erkrankten Partners – ungleich organisiert. Das bedeutet für die gesunde Partnerin, dass Verpflichtungen und Abhängigkeiten zunehmen, der Alltag von der Situation und den Belangen des erkrankten Mannes dominiert wird und die eigenen Bedürfnisse, Hobbys und Interessen (dauerhaft) zurückgestellt werden müssen. Das ist vor allem dann schwierig umzusetzen, wenn die Partnerin noch erwerbstätig ist oder Kinder zu versorgen sind (siehe Abschn. 5.3, S. 76). Die Asymmetrie in der Partnerschaft, d. h. die Übernahme der meisten – wenn nicht sogar sämtlicher – Aufgaben und Pflichten durch die Partnerin zugunsten des Patienten erzeugt ein Ungleichgewicht, dass sich auf Dauer in einer Partnerschaft zu einem großen Problem entwickeln kann.

„Wir haben ja erst vor 2 Jahren gebaut. Mein Mann in Vollzeit, ich in Teilzeit, um auch Zeit für die Kinder zu haben – das war der Plan. Jetzt ist mein Mann krank und kann vermutlich auch nicht mehr in seinen ursprünglichen Beruf zurück. Ich arbeite jetzt zwar 80 %, aber jeden Monat stellt sich die Frage, ob wir die Rate für das Haus aufbringen können." (43-jährige Frau eines Krebspatienten)

Die Partnerinnen stehen nicht selten unter einem andauernden hohen sozialen Erwartungsdruck zur uneingeschränkten Leistungsbereitschaft. Eigene Belastungen, Sorgen und Bedürfnisse treten hinter denen des Patienten zurück, werden zweitrangig oder bedeutungslos. In vielen Fällen steigt bei den erkrankten Männern die Erwartungshaltung gegenüber ihrer Partnerin: „Sei für mich da!", „Trage das Leid mit mir!".

Die so veränderte Lebenssituation ist für die Partnerin oft frustrierend und kann, wenn sie lang anhaltend ist, z. B. zu fortwährender Überreiztheit, Schlafstörungen, depressiven Symptomen, Rückzug, aber auch zu Wut und Aggressivität führen.

„Der Alltag wurde plötzlich zur Herausforderung! Ich war häufig gereizt und genervt." *(48-jährige Frau eines Krebspatienten)*

Für viele Betroffene ist es wichtig, ein gewisses Maß an Selbstkontrolle und Autonomie auch unter diesen schwierigen Bedingungen aufrechtzuerhalten. Häufig orientieren sie sich an aktiven Formen des Umgangs mit der Erkrankung oder widmen sich bewusst ganz alltäglichen Themen und Aufgaben. Diese Pause zum Luftholen verschafft Ablenkung und Entspannung und kann als überaus hilfreich erlebt werden. Manchmal bedarf es möglicherweise auch anderer Personen wie z. B. Freunden, die dabei helfen können, sich auch Pausen oder Ablenkungen zu ermöglichen.

„Meine Freundin Silke hat immer wieder gefragt, ob ich mit ins Kino oder in die Sauna will oder einfach mal einen Kaffee trinken gehen möchte. Auch wenn ich oft dachte, dass ich dafür eigentlich keine Zeit habe, war ich im Nachhinein froh, doch mitgegangen zu sein. Diese kurzen Pausen haben mir sehr gutgetan und ich bin Silke sehr dankbar, dass sie so hartnäckig war und sich auch nicht verschrecken ließ, wenn ich mich mal nicht meldete oder absagte." *(51-jährige Frau eines Krebspatienten)*

Die Krebserkrankung kann sich zu einer **chronischen Stressbelastung** entwickeln. Chronischer Stress führt bei Paaren zu einer Verschlechterung der partnerschaftlichen Kommunikation, einer Verringerung der Intimität und des emotionalen Wohlbefindens. Die Partnerinnen haben hierbei allerdings nur wenig Möglichkeiten, eigene Sorgen und Bedürfnisse zu bearbeiten und zu bewältigen. Sie befinden sich in einer nicht immer leicht zu vereinbarenden **Doppelrolle**: auf der einen Seite sind sie Lieferant für die Unterstützung ihres Partners, auf der anderen Seite benötigen sie aber auch selber Unterstützung. Eine Krebserkrankung sollte deshalb immer als Stressor für beide Personen einer Partnerschaft betrachtet werden – hierfür wird passend von einer **„Wir-Erkrankung"** gesprochen.

Eine Krebserkrankung ist, wie gezeigt, ein stressreiches Ereignis für das Paar. Dennoch gibt es noch eine andere Seite. Die Erkrankung kann durchaus **positive Auswirkungen auf die Partnerschaft** haben. Einige Paare beschreiben eine Kohäsion, d. h. ein näheres Zusammenrücken. Die gemeinsame Bewältigung der schwierigen Zeit kann auch zu einem sogenannten posttraumatischen Wachstum führen. Darunter werden positive Veränderungen durch ein belastendes Ereignis verstanden. Paare beschreiben z. B. als positive Erfahrungen, zu erleben, dass man ein gemeinsames Team ist, wie stark man zusammen ist oder dass man sich auf den anderen verlassen kann etc. Häufig braucht die Wahrnehmung dieser positiven Aspekte aber Zeit. Direkt nach der Diagnosestellung oder während der akuten Behandlung werden Sie vermutlich kaum positive Aspekte sehen – aber möglicherweise nach Abschluss der Behandlung oder später.

5.3 An Krebs erkrankte Eltern – Auswirkungen auf minderjährige Kinder

„Erwachsene unterschätzen oft die Fähigkeit von Kindern, über problematische Themen zu sprechen. Das liegt vermutlich an ihren eigenen Schwierigkeiten, über schmerzhafte Themen zu sprechen." Martine Delfos (2013)

Schätzungsweise zwischen 10 bis 25 % aller erwachsenen Krebspatienten haben minderjährige Kinder zu versorgen (Ernst & Brähler, 2020). Das bedeutet, dass ca. 200.000 minderjährige Kinder jährlich von einer onkologischen Erkrankung eines Elternteils betroffen sind. Wenn ein Elternteil an Krebs erkrankt, zeigt sich zunächst – in der Partnerschaft wie in der Familie – eine **Kohäsion**, also ein stärkerer innerer Zusammenhalt. Der familiäre Zusammenhalt wird intensiviert und das Bindungssystem in der Familie aktiviert. Dies kann Sicherheit, Halt, Trost und Orientierung bieten. Allerdings kann eine zu hohe Kohäsion auch zu einer Überidentifizierung mit der Familie führen – Betroffene können kaum noch abschalten und werden zunehmend frustriert und unzufrieden –, während im umgekehrten Fall eine extrem schwache Kohäsion eher eine Loslösung der Familienmitglieder voneinander zur Folge hat (Romer et al., 2014). In der Praxis würde das so aussehen, dass Kinder entweder nur noch zu Hause sind, weil sie auf das erkrankte Elternteil „aufpassen" wollen oder sich fortwährend von zu Hause entfernen und auf Dauer entfremden. Beide Extreme sind wenig konstruktive Verhaltensmuster, und daher wird ein mittleres Ausmaß an Kohäsion und Einbindung als funktional und adaptiv betrachtet.

Des Weiteren kann es durch die Anforderung der elterlichen Erkrankung auch zu einer **Isolation** gegenüber der sozialen Umwelt kommen. Die Pflege der sozialen Außenkontakte kann leiden. Möglicherweise wird die Krankheit auch als eine familieninterne Angelegenheit betrachtet, sodass Gespräche darüber mit der „Außenwelt" eher vermieden werden. Auch Kinder könnten davon absehen, z. B. Freunde einzuladen oder mit anderen über die Krebserkrankung zu sprechen. Die Krankheit und Behandlung führen oft dazu, dass die **Flexibilität** in der Familie eingeschränkt wird. Viele Dinge sind nicht mehr so spontan wie vorher möglich. Oftmals wird aus sozialer Rücksichtnahme Spannungen und Streit aus dem Weg gegangen. **Konflikte** werden somit vermieden – allerdings verschwinden sie nicht, sondern werden lediglich nicht ausgesprochen und somit auch nicht gelöst.

Wenn ein Elternteil erkrankt, hat dies oft zur Folge, dass die Eltern weniger präsent für die Kinder sein können. Kinder müssen möglicherweise mehr alltägliche Aufgaben und Verantwortung übernehmen. Allerdings ist hier zu berücksichtigen, dass die Kinder dabei nicht überfordert werden. Eltern, die bei ihren Kindern Halt, Trost und emotionale Nähe suchen – insbesondere, wenn sie dies in der Partnerschaft nicht finden –, überfordern ihre Kinder und missbrauchen diese sogar als Partnerersatz. Diese **Überforderung** kann ein Risikofaktor für die weitere Entwicklung des Kindes sein. Ein angemessenes Ausmaß an Unterstützung durch die Kinder ist nicht nur hilfreich für den Erkrankten oder seine Partnerin, sondern es kann Kinder bei der Bewältigung der eigenen Hilflosigkeit unterstützen. Aber: Es muss **altersangemessen** sein und darf **keine Dauerüberforderung** darstellen.

Die elterliche Erkrankung kann für Kinder auch ein **traumatisches Ereignis** sein. Den Vater z. B. im Krankenhaus zu sehen und nicht zu wissen, was genau los ist, kann für Kinder eine große Belastung darstellen. Hier ist es sinnvoll, eine Aufklärung bzw. Informationen zu geben und die Kinder dadurch auf die veränderte Situation vorzubereiten. Zum Beispiel könnte man dem Kind im Vorfeld des Krankenhausbesuchs sagen, dass der Papa in einem Bett liegt und da einige Geräte sind, die überwachen, dass es ihm gut geht. Das kann piepen oder blinken und vielleicht sieht der Papa in seinem Krankenbett auch anders aus als sonst. Trauen Sie sich auch, Ihr Kind zu fragen, ob es mitkommen möchte oder nicht. Kinder sind oft ganz gut in der Lage einzuschätzen, was sie möchten und was nicht. Seien Sie auch flexibel, wenn Ihr Kind dann spontan auf dem Weg zum Krankenhaus sich anders entscheidet und doch lieber nicht mitkommen möchte.

Bei Eltern, die erkranken, findet man häufig auch eine **geringere Sensitivität gegenüber den Bedürfnissen ihrer Kinder**. Wahrzunehmen, was das Kind braucht und adäquat und angemessen darauf zu reagieren, kann schwerfallen. Es kann sein, dass die Kraft fehlt oder man in Gedanken auch bei eigenen Themen ist und somit nicht so aufmerksam die Bedürfnisse der Kinder wahrnehmen kann. Auch das **Erziehungsverhalten** kann beeinträchtigt werden. Oft findet sich eine Inkonsistenz (mal so, mal so), weniger Wärme, weniger Monitoring (wissen, was das Kind macht, wo es ist, wofür es sich interessiert etc.) und weniger Unterstützung des Kindes. Grundsätzlich führt die elterliche Erkrankung auch zu mehr **Stressoren** (z. B. finanzielle Belastungen, soziale Isolation, Partnerschaftsprobleme) für die gesamte Familie.

Kinder erleben Angst und Sorge über den Verlauf der Krankheit. Es kann auch vorkommen, dass Kinder sich sorgen, selber auch an Krebs zu erkranken.

Die meisten Kinder körperlich kranker Eltern zeigen keine psychischen Auffälligkeiten. Aber die elterliche Erkrankung stellt ein **Risiko** für die Entwicklung späterer psychischer Erkrankungen dar. Möglicherweise können behandlungsbedürftige Symptome auch erst nach mehrjähriger Latenz anscheinender Symptomfreiheit, in der sich die Kinder bei ihrer Bewältigung der Situation weitgehend auf sich allein gestellt fühlten, entstehen. Möglicherweise wird das Vorliegen der Beschwerden von den Eltern auch unterschätzt, wenn die Eltern gerade selber psychisch und körperlich stark belastet sind (Romer et al., 2014).

Leider wird immer wieder beobachtet, dass Kinder sehr spät, unzureichend und teilweise auch falsch über die elterliche Erkrankung informiert werden. Vielleicht haben Sie sich auch schon selber die Frage gestellt, **ob Sie Ihre Kinder überhaupt über die Krebserkrankung aufklären sollen**. Vielleicht denken Sie, dass Sie Ihre Kinder besser schonen, wenn Sie ihnen nichts sagen. Auf die Frage „Sollten Kinder über die Erkrankung informiert werden?" gibt es jedoch nur eine Antwort: **„Ja, unbedingt!"**

Kinder sollten **früh informiert** und über das Erkrankungsgeschehen aufgeklärt werden. Kinder haben feine Antennen, d. h. sie bemerken, wenn etwas in der Familie nicht stimmt. Oft ist die Fantasie der Kinder noch viel schlimmer als die Realität. Gerade jüngere Kinder haben oft noch eine egozentrische Sichtweise, d. h. sie denken, dass sie mit ihrem Verhalten bestimmte Dinge beeinflussen können. Das ist ganz normal und wir alle haben das schon mal erlebt. Vielleicht können Sie sich noch daran erinnern, dass Sie mal dachten, dass das schöne Wetter darauf zurückzuführen ist, dass Sie gestern Ihr Mittagessen aufgegessen haben. Im Hinblick auf die Krankheit kann dies allerdings problematisch sein. Möglicherweise sagt man zu einem Kind, über das man sich ärgert: „Du machst mich ganz krank!" Wenn man dann erkrankt, könnte das Kind fälschlicherweise denken, dass es an der Krankheit des Elternteils schuld ist. Daher ist es sehr wichtig, Kinder über die elterliche Erkrankung aufzuklären und ihnen explizit zu sagen, dass sie daran **keine Schuld** haben. Verdeutlichen Sie Ihrem Kind auch, dass es mit seinem Verhalten nichts dazu beitragen kann, dass Mama oder Papa wieder gesund werden. Viele Kinder denken, dass alles wieder gut wird, wenn sie jetzt immer lieb und artig sind oder ihr Zimmer aufräumen oder ihre Hausaufgaben machen.

Kinder können auch von anderen von der Krankheit erfahren und dann falsche Informationen erhalten. Sie fühlen sich isoliert, ausgeschlossen und unwichtig, wenn sie nicht einbezogen werden. Als Elternteil sollten Sie sich auch klarmachen, dass es viel leichter ist, wenn Ihr Kind informiert ist. Die

Aufrechterhaltung von Geheimnissen erfordert häufig unnötige Energie, die Sie besser an anderer Stelle einsetzen können. Daher sollten **Kinder altersangemessen aufgeklärt** werden. Dies unterstreicht auch den Glauben an die Fähigkeit des Kindes, diese Situation zu bewältigen. Seien Sie auch darauf vorbereitet, dass Ihr Kind möglicherweise nicht so reagiert, wie Sie das denken. Also z. B. könnte ein Kind auf die Mitteilung der Krebserkrankung des Vaters auch nur kurz mit „Aha" reagieren und dann fragen: „Kann ich jetzt fernsehen?". Erschrecken Sie bei solchen unerwarteten Reaktionen der Kinder nicht. Das ist ganz normal und kein Zeichen für fehlende Empathie des Kindes. Kinder leben im Hier und Jetzt, und das ist auch gut so. Es werden sicherlich noch Fragen der Kinder kommen – aber möglicherweise nicht immer dann, wenn es für uns Erwachsene passend ist.

„Wir fuhren im Auto und plötzlich fragte mein Sohn ‚Ist es wahr, dass Papa stirbt?' Das hat mich komplett überrascht und ich wusste gar nicht, was ich dazu sagen sollte – vor allem während der Autofahrt." (41-jährige Frau eines Krebspatienten)

Übersicht

Wie informiere ich mein Kind über die Krebserkrankung

- Seien Sie offen und ehrlich und berichten Sie Ihrem Kind von der Erkrankung und den Veränderungen, die damit einhergehen.
- Sie müssen Ihr Kind nicht über jedes Detail aufklären, aber das, was Sie sagen, sollte wahr sein.
- Verwenden Sie Worte, die das Kind versteht. Scheuen Sie sich nicht davor, den Begriff „Krebs" zu verwenden. Für Kinder ist das Wort „Krebs" oft nicht so bedrohlich wie für uns Erwachsene.
- Sagen Sie dem Kind, dass es keine Schuld an der Erkrankung hat und auch nichts dafür tun kann, dass Papa wieder gesund wird.
- Sie können für die Erklärungen auch Bücher, Bilder oder Modelle verwenden, um es für die Kinder anschaulicher zu machen.
- Je konkreter Sie dem Kind die Situation erklären, desto besser wird es diese auch verstehen.
- Seien Sie vorsichtig mit Versprechen wie „Alles wird wieder gut", verwenden Sie lieber Sätze wie „Ich wünsche mir sehr, dass alles wieder gut wird. Die Ärzte und ich tun alles, was wir können.".
- Erklären Sie Ihrem Kind, was die Krankheit für den Alltag des Kindes bedeutet. Ergeben sich Veränderungen? Worauf muss sich Ihr Kind einstellen? Sind Dinge nicht mehr so möglich wie vorher? Kann Ihr Kind trotzdem noch seinen Hobbies etc. nachgehen oder gibt es da Veränderungen?

Oftmals haben Eltern in so einer Phase weniger **Zeit** für ihr Kind. Daher ist es sinnvoll, die **emotionale Verfügbarkeit** zu erhöhen. Unter emotionaler Verfügbarkeit versteht man,

- Zuneigung zeigen, z. B. durch Kuscheln, Schmusen oder Toben,
- wertvolle Zeit mit dem Kind verbringen und
- mit dem Kind reden.

Wertvolle Zeit bedeutet eine kurze Zeitspanne kindgerechter Aktivität, bei der Sie mit voller Aufmerksamkeit beim Kind sind. Das können auch nur 2–3 Minuten sein, z. B. wenn Ihr Kind Ihnen was zeigen will. Diese Momente sind für Kinder oft viel wertvoller, da sie die volle Aufmerksamkeit des Elternteils haben und auch für Eltern durchführbar sind – auch wenn die körperliche oder psychische Belastung durch die Erkrankung hoch ist.

Mit diesen Maßnahmen könnten familiäre Adaptionsprozesse und damit verbundene mögliche krisenhafte oder kritische Auswirkungen längerfristig im Blick behalten werden. Trauen Sie sich und suchen Sie das Gespräch mit Ihrem Kind!

5.4 „Gut gemeint" ist eben nur gut gemeint – „Schonhaltung" und „Verpflichtung auf Normalität" in der Paarkommunikation

„Die Krankheit meines Mannes hat mich ganz schön mitgenommen. Ich musste ständig daran denken, was nun wird und ob er das alles gut überstehen wird. Zwischendurch kamen mir oft die Tränen. Nach außen hin war ich stark und habe mir nichts anmerken lassen, aber innerlich war ich sehr verzweifelt. Das sollte mein Mann aber nicht sehen – er war ja krank, nicht ich." (61-jährige Frau eines Krebspatienten)

In manchen Paarbeziehungen wird in der **Kommunikation** mit dem erkrankten Partner ein Verschweigen und Verheimlichen von eigenen negativen und auch positiven Gefühlen praktiziert mit dem Ziel, den Partner möglichst nicht weiter zu belasten, Konflikte zu vermeiden, und den Eindruck zu erwecken, es ginge Ihnen trotz der Krankheit Ihres Partners gut. Diese „**Schonhaltung**" gegenüber dem Erkrankten hilft meistens nicht weiter, denn Ihre aufkommenden Gefühle verschwinden nicht von selbst und werden Ihr Verhalten unbewusst beeinflussen und Ihre Kommunikation womöglich unklarer machen. In den meisten Fällen nimmt Ihr Partner mit Sicherheit wahr, dass irgendwas mit Ihnen nicht stimmt oder anders ist als gewöhnlich.

Teilen Sie Ihrem Partner Ihre **Gedanken, Emotionen und Bedürfnisse** mit. Suchen Sie das offene Gespräch mit ihm, wenn sich hierfür ein geeigneter Rahmen ergibt, und sprechen Sie ganz konkret über die eigene Befindlichkeit, über Ihre Wünsche und Ziele. Dies wird auch Ihrem Partner guttun, wenn er spürt, dass er mit seinen Sorgen und Ängsten nicht alleine ist.

> *„Normalerweise war mein Mann für Reparaturen im Haus zuständig. Jetzt war er krank und ich dachte, dass ich das nun übernehmen müsse und es ihm nicht zutrauen könnte. Aber das klappte nicht. Und, ehrlich gesagt, tat es meinem Mann auch gut, dass er diese Aufgaben wieder übernehmen konnte."* (55-jährige Frau eines Krebspatienten)

Für viele Männer kann es auch verunsichernd oder irritierend sein, wenn ihre Frauen „so tun, als wenn nichts wäre" und einfach so weitermachen wie bisher.

> *„Meine Frau versuchte nach außen hin stark zu sein, aber ich wusste genau, dass sie das nicht war und ziemlich belastet von der Situation. Sie ließ sich aber nichts anmerken. Ich habe sie auch öfter gefragt, aber sie hat immer gesagt ‚mir geht es gut, du musst jetzt wieder gesund werden.'"* (65-jähriger Krebspatient)

In diesem Beispiel wird das Problem recht deutlich. Die Partnerin versteckt ihre Ängste und Sorgen vor ihrem Mann, um diesen nicht zusätzlich zu belasten. Der Mann spürt, dass seine Frau auch belastet ist, aber auch wenn er nachfragt, spricht sie aus Rücksichtnahme auf den Mann **nicht** über ihre Gefühle. Dies kann bei dem Mann Unsicherheit und Hilflosigkeit verursachen und möglicherweise sogar Schuldgefühle nach dem Motto „Ich bin schuld, dass es meiner Frau schlecht geht". Vielleicht führt dies auch dazu, dass der Mann nicht mehr über die eigene Belastung spricht, um seine Frau zu schonen. Somit kann diese, aus Sicht der Frau hilfreiche und schonende Taktik „ich bin stark und behalte meine Gefühle für mich" auch zu einer zusätzlichen Belastung für die Partnerschaft werden und dazu führen, dass beide ihre Ängste und Sorgen vor dem anderen verstecken.

Nutzen Sie daher das **gemeinsame Gespräch** und tauschen Sie sich über Ihre Gedanken und Gefühle aus. Oft lassen sich in einem Gespräch leichter gemeinsame Lösungen finden, und Sie sind anschließend beide auf einem gemeinsamen Informationsstand, was hilft, Blockaden und Missverständnisse zu vermeiden.

Stellen Sie sich im Vorfeld eines Gesprächs die folgenden Fragen:

• Welche Belastungen nehme ich bei mir und bei meinem Mann oder meiner Frau wahr und wie stark sind diese?
• Welche Grenzen erkenne ich, was überfordert mich?
• Welche eigenen Bedürfnisse und Wünsche sind mir wichtig?

Die vermeintliche Schonung Ihres Partners hingegen – auch wenn dies gut gemeint ist – kann von diesem schnell als überfürsorgliche Entmündigung und neue Konfliktquelle wahrgenommen werden. Langfristig ist eine Überlastung Ihrer Ressourcen wahrscheinlich, und in Ihrer Beziehung behindert dies die Aufrechterhaltung eines solidarischen, hilfreichen und emotional stabilisierenden Klimas.

Auf der anderen Seite gibt es Menschen, die bald nach Überwinden der akuten Krankheitsphase versuchen, durch einen unverzüglichen „Übergang zur Tagesordnung" in möglichst vielen Lebensbereichen die Krebserkrankung in der Familie mit all ihren Folgen ungeschehen zu machen. Es ist der Versuch, möglichst schnell Normalität herzustellen, um dem Druck und den Spannungen im Alltag, wie auch in der Paarbeziehung, auszuweichen. Dem „ehemaligen" Patienten werden in möglicherweise überfordernder Weise die Aufgaben in Familie oder Alltag wie vorher übertragen, „als ob nichts gewesen wäre" oder der Patient fordert dies auch ein. Häufig wird die Dauer des Anpassungs- und Heilungsprozesses unterschätzt, die Krankheit bagatellisiert – mit negativen Folgen für den Heilungsverlauf und die psychische Stabilität.

„Nach dem Ende der Behandlung haben wir einen Urlaub auf Fuerteventura geplant. Da habe ich mich schon immer gut erholt – auch früher als ich noch gearbeitet habe. Ich habe gedacht, 2 Wochen Fuerte und dann bin ich wieder der Alte. Das war aber nicht so. Als wir wieder zu Hause waren, war ich immer noch erschöpft und auch belastet." (67-jähriger Prostatakrebspatient)

Dies kann zu Enttäuschung und möglicherweise auch Versagensgefühlen führen. Festzustellen, dass bisherige Bewältigungsstrategien bei Stress, wie z. B. ein Urlaub, nicht wirken, kann auch hilflos machen. Hier ist es wichtig, anzuerkennen, dass sich möglicherweise Dinge verändert haben und das Ziel „wieder genauso zu sein wie vor der Erkrankung" möglicherweise nicht erreicht werden kann. Vielleicht ist es nach der Erkrankung anders, wobei anders ja nicht immer schlechter bedeuten muss. Gehen Sie geduldig und sorgsam mit sich um und überfordern Sie sich nicht oder erwarten Sie von sich oder Ihrem Partner oder Ihrer Partnerin, dass alles gleich wieder so ist wie vorher. Gemeinsam zu besprechen, was sich verändert hat und was davon vielleicht auch gut ist, z. B. mehr Ruhepausen einplanen, spontaner zu sein, den Augenblick mehr zu genießen, kann hilfreich sein, um mit den Veränderungen gut gemeinsam umgehen zu können und diese auch in das gemeinsame Leben zu integrieren.

Natürlich kann es auch möglich sein, dass Ihr Partner die vorherigen Aufgaben, Pflichten und Tätigkeiten wieder übernehmen möchte und dies auch als Erleichterung empfindet oder als Zeichen von Genesung. Wichtig ist, dass Sie sich gemeinsam darüber austauschen. Was kann wer machen? Was ist zu viel? Was ist wann wieder möglich? Versuchen Sie nicht, zu „erraten", was für den anderen jetzt gut wäre – sondern fragen Sie den anderen konkret danach!

Versuchen Sie, mit dem Partner gemeinsam auszubalancieren, was in seiner aktuellen Situation möglich und machbar ist. Fragen Sie auch den behandelnden Arzt, der genaue Auskunft dazu geben kann, inwieweit eine Einbindung in den „normalen" Alltag angemessen ist und in welchen Bereichen Ihr Partner auf Unterstützung angewiesen ist.

5.5   Warum (gute) Kommunikation so wichtig ist

Glückliche Paare können sich Wünsche von den Augen ablesen. Das wäre schön. Leider ist dies ein Trugschluss. Vergleicht man glückliche mit unglücklichen Paaren, so findet man vielmehr, dass glückliche Paare häufiger miteinander über ihre Gedanken, ihre Sorgen, ihre Gefühle, aber auch Pläne und schöne Ereignisse sprechen. Die partnerschaftliche **Kommunikation** ist somit eine wichtige Grundlage – auch zur Stressbewältigung. Auch wenn man Erkrankte fragt, mit wem sie am ehesten über krebsrelevante Themen sprechen würden, ist die Hauptantwort: mit meinem Mann oder meiner Frau (Robbins et al., 2014). Problematisch ist dies, wie gezeigt, wenn im Umgang miteinander das sogenannte Schonverhalten (siehe Abschn. 5.4, S. 81) dominiert, bei dem einer seine Gefühle versteckt oder unterdrückt, um den anderen nicht zu belasten. Vielmehr können sich Paare viel besser an die Folgen einer Krebserkrankung anpassen, wenn Verbundenheit und Nähe neu bestimmt werden und dabei auch Themen wie die Krankheit, ihre Bedeutung und eine mögliche Bedrohung durch einen Verlust einbezogen werden. Aber: Die **Balance** ist wichtig! Den ganzen Tag über Krebs zu sprechen, ist genauso wenig hilfreich, wie gar nicht darüber zu sprechen.

Um diese Gespräche miteinander führen zu können haben sich **Kommunikationsregeln** als hilfreich erwiesen. Dabei gibt es zwei Rollen, die Sprecherrolle – für denjenigen, der spricht – und die Zuhörerrolle – für den-

jenigen, der zuhört. Für jede der beiden Rollen gibt es jeweils drei Regeln (siehe Abb. 5.1):
Was bedeuten diese Regeln?

Für die Sprecherrolle

- **Ich-Gebrauch:** Es ist besser von sich zu sprechen anstatt „man" oder „du" zu verwenden. Das „du" kann schnell vorwurfsvoll sein. „Du hast …", „Du bist …", wohingegen „man" suggeriert, dass es alle so machen, nur der andere nicht, „Man macht das so …" Daher ist immer angezeigt, bei sich zu bleiben und dafür ist die Verwendung von „Ich" hilfreich.
- **Konkretheit:** Hiermit soll typischen Kommunikationsfehlern wie „Das ist ja wieder typisch für dich …" oder „Nie machst du …", „Immer bist du …" vorgebeugt werden. Neben der mitschwingenden Abwertung des Gegenübers insgesamt besteht hier auch oft die Gefahr, „alte" Themen wieder hervorzuholen und sie dem anderen noch mal „aufzutischen". Das ist nicht hilfreich und zielführend. Konzentrieren Sie sich lieber auf eine konkrete Situation oder ein konkretes Verhalten Ihres Partners oder Ihrer Partnerin, das Sie genauer beschreiben wollen, z. B. „Gestern ist mir aufgefallen, dass …" oder „Ich würde mir wünschen, dass du mich häufiger in den Arm nimmst.".
- **Sich öffnen:** Die beste Möglichkeit, um in einem Gespräch auch Nähe und Intimität zu erleben, ist sich zu öffnen. Damit ist gemeint, dem anderen mitzuteilen, was in einem selbst vorgeht, welche Gefühle, welche Sorgen oder Nöte einen beschäftigen. Das ist nicht immer einfach, da man sich oft nicht über seine Gefühle im Klaren ist oder denkt, diese Gefühle könnten den anderen verletzen. Wenn Ihre Paarkommunikation eher angespannt ist, kann es sein, dass Sie Ihr Innerstes vor dem anderen schützen

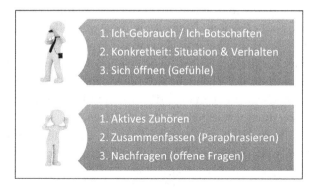

Abb. 5.1 Hilfreiche Regeln im Gespräch für die Sprecher- und Zuhörerrolle

oder verstecken möchten. Vielleicht sind Sie auch unsicher, wie der andere darauf reagieren würde, wenn Sie von Ihren Gefühlen sprechen. Wenn Sie sich jedoch beide an diese Kommunikationsregeln halten, werden Sie bemerken, dass es immer leichter wird, auch über eigene Gefühle mit dem anderen zu sprechen und sich Stück für Stück mehr zu öffnen. Dies wird sich positiv auf Ihre Beziehung auswirken.

Für die Zuhörerrolle

- **Aktives Zuhören:** Damit ist in erster Linie das nonverbale Verhalten gemeint, also Blickkontakt, nicken oder sogenannte Quittungszeichen („aha", „hmmh"). Sie signalisieren Ihrem Partner oder Ihrer Partnerin, dass Sie dem Gespräch folgen, dass Sie zuhören, dass Sie da sind. Dies gelingt nicht, wenn Sie sich bei einem Gespräch z. B. in unterschiedlichen Räumen befinden und der nonverbale Kanal damit geschlossen ist. Wenn Sie also sicherstellen wollen, dass Sie das vom anderen Gesagte auch optimal verstehen können, sollten Sie das aktive Zuhören anwenden. Sie werden merken, dass es viel leichter ist, den anderen zu verstehen, wenn Sie aufmerksam zuhören und dies auch mit Blickkontakt oder Nicken unterstreichen.
- **Zusammenfassen:** Diese Regel kommt den meisten Paaren sehr künstlich vor. Zusammenfassen bedeutet, mit eigenen Worten zu wiederholen, was der andere gesagt hat. Das klingt zunächst komisch. Wenn Sie aber einen Moment darüber nachdenken, wird Ihnen sicherlich klar, warum dies eine wirklich wichtige Regel ist. Zunächst einmal müssen Sie dem anderen zuhören – sonst können Sie nichts zusammenfassen. Darüber hinaus können Sie mit dem Zusammenfassen auch sicherstellen, ob Sie den anderen richtig verstanden haben. Häufig entstehen Streits z. B. daraus, dass der eine etwas „in den falschen Hals" bekommen hat – also eher aus Missverständnissen. Das Zusammenfassen ist daher eine tolle Regel, um diese Missverständnisse frühzeitig zu vermeiden und somit auch einen Streit im Keim zu ersticken. Nutzen Sie dies, wenn Ihr Partner oder Ihre Partnerin etwas sagt und Sie möglicherweise Ärger oder Unmut verspüren. Bevor Sie jetzt „zurückschlagen", fassen Sie doch mal zusammen, was bei Ihnen angekommen ist. Vielleicht stellt sich dann heraus, dass Sie den anderen falsch verstanden haben oder dieser sich unklar ausgedrückt hat, und Sie können so einen unnötigen Streit verhindern.
- **Nachfragen:** Beim Nachfragen geht es darum, den anderen besser zu verstehen, indem man Fragen stellt. Bei den Fragen sollte es sich am besten um „offene Fragen" handeln, d. h. Fragen, auf die man nicht nur mit „Ja" oder „Nein" antworten kann. Offene Fragen fangen z. B. mit Wie …

Was ... Warum ... Wieso ... Weshalb ... etc. an. Damit signalisieren Sie, dass Sie sich für den anderen interessieren und gerne mehr erfahren möchten.

Diese Kommunikationsregeln können Ihnen dabei helfen, mehr **Nähe und Intimität** in Ihrer Partnerschaft zu erzeugen und sich **emotional gut unterstützen** zu können. Nehmen Sie sich einen Moment Zeit und überlegen Sie, welche Regeln Sie vielleicht schon gut umsetzen und auf welche Regeln Sie in Zukunft noch mehr achten möchten. Dies können Sie auch gemeinsam als Paar tun.

5.6 Wie man sich gut unterstützen kann – was kann ich für den anderen tun?

Neben der emotionalen Unterstützung, etwa durch gutes Kommunizieren, kann es auch hilfreich sein, sich **praktisch zu unterstützen**. Das bedeutet, mit seinem eigenen Verhalten und Tun den anderen direkt und möglichst optimal zu unterstützen. Als unterstützendes Verhalten gelten z. B. Aufgabenübernahme im Haushalt oder außerhalb, Gespräche über wichtige Entscheidungen in Bezug auf die Krankheit, gemeinsame angenehme Aktivitäten, Trost spenden, den anderen aufmuntern oder liebevoll in den Arm nehmen. Hierbei sollte zwischen **problembezogener** und **emotionsbezogener** Unterstützung unterschieden werden (siehe Abb. 5.2).

> **Wichtig**
>
> Überlegen Sie – jeder für sich oder gemeinsam als Paar –, was Sie schon gut machen, wovon Sie aber gerne noch „mehr" hätten. Was tut Ihnen gut, was der andere macht? Welche Unterstützung würden Sie sich (noch) wünschen? Was würde Ihnen guttun und warum?

Teilen Sie dem anderen Ihre Wünsche mit. Denken Sie daran, der andere kann Ihre Gedanken nicht lesen. Wenn Sie die Unterstützung auch bekommen wollen, ist der beste Weg, es dem anderen **direkt zu sagen**, anstatt darauf zu warten, dass der andere von alleine darauf kommt oder es irgendwie errät.

„Mein Mann war ja nun aus der Reha zurück und es ging ihm auch ganz gut. Er ist oft spazieren gegangen und auch zu Hause aufs Laufband. Trotzdem habe ich immer noch die meisten Aufgaben zu Hause übernommen, z. B. auch das Rasen-

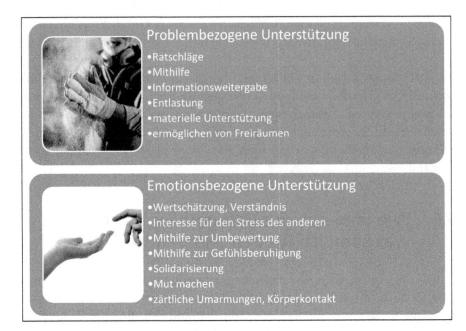

Abb. 5.2 Beispiele für problembezogene und emotionsbezogene Unterstützung (Zimmermann & Heinrichs, 2008)

mähen. Ich habe immer gehofft, dass mein Mann sagt, dass er das wieder übernehmen könnte und auch immer mal wieder ,signalisiert', dass es für mich ganz schön anstrengend ist. Aber irgendwie ist diese Botschaft wohl nicht angekommen."
(55-jährige Frau eines Krebspatienten)

Dieses Beispiel zeigt, dass die Übermittlung von „Signalen" oder versteckten Botschaften an den anderen meistens nicht gut funktioniert. Wir sind einfach nicht gut darin Gedanken zu lesen oder telepathische Botschaften zu übermitteln bzw. wahrzunehmen. Die **direkte Kommunikation** ist der beste Weg, um hilfreiche Unterstützung zu erhalten. Sie sollten sich auch darüber austauschen, ob die geleistete Unterstützung auch wirklich hilfreich war oder Sie sich noch etwas anderes gewünscht hätten – dies gilt sowohl für den Erkrankten als auch für die Partnerin. Wenn Sie als Paar dies wechselseitig äußern, erleichtern Sie es dem jeweils anderen, optimale Unterstützung zu leisten.

6

Sexualität – (k)ein Tabuthema

Inhaltsverzeichnis

Das Thema Krebs und Sexualität ist oftmals noch ein **Tabuthema**. Fragen wie „Ist Sexualität jetzt überhaupt noch wichtig?" oder „Darf man jetzt an sowas denken?" stellen sich viele Betroffene. Sexualität ist ein zentraler Aspekt im Leben eines Menschen, der untrennbar mit Gesundheit, Wohlbefinden und Lebensqualität verbunden ist. Sexualität wird erfahren und findet Ausdruck in Gedanken, Fantasien, Wünschen, Überzeugungen, Einstellungen, Werten, Verhaltensweisen, Praktiken, Rollen und Beziehungen.

6.1   Ursachen sexueller Funktionsstörungen

Wenn der Partner an Krebs erkrankt ist, hat das in den meisten Fällen Einfluss auf die Sexualität in der Partnerschaft. Sexualität wird durch zahlreiche körperliche und seelische Vorgänge gesteuert. Nervensystem, Hormone, Gefühle und Gedanken spielen eine maßgebliche Rolle. Eine Krebserkrankung und deren Folgen können die Sexualität empfindlich beeinträchtigen. Die sexuellen Störungen und Beeinträchtigungen können sich als Erektions- oder Ejakulations-

störungen, Libido-(Lust-)verlust, veränderte sexuelle Erregbarkeit, Orgasmus-
störungen oder Dyspareunien (Schmerzen beim Geschlechtsverkehr) äußern.
Für viele Erkrankte wird durch die Krankheit und Behandlung das Gefühl von
Vollständigkeit und Integrität des Körpers als eine intakte Einheit bedroht.
Der Körper fühlt sich anders an, macht sich mehr durch Beschwerden und
Schmerzen bemerkbar und das Genussverhalten ist generell eingeschränkt.
Auch Veränderungen der Körperfunktion wie Inkontinenz, Verlust der Stimme
oder Fatigue können die Sexualität beeinträchtigen.

> Sexuelle Funktionsstörungen können zum einen durch die **medizinische Be-
> handlung** (z. B. Operation, Antihormonbehandlung) entstehen, zum anderen
> durch die **psychische Belastung** (z. B. starker Stress, Depressivität) oder auch
> durch sogenannte **Körperbildstörungen** (z. B. Funktionsstörungen, Narben, Am-
> putation).

Durch die **medizinische Behandlung** wie Operation, Chemotherapie,
Strahlentherapie oder Antihormontherapie kann es zu Erektions- oder
Ejakulationsproblemen kommen. Möglicherweise hat sich auch die körper-
liche Erscheinung und/oder Funktion verändert durch den Verlust von
Körperteilen (z. B. Entfernung der Prostata, der Hoden, Teile des Darms),
durch Narben (z. B. Taubheitsgefühle) oder die Veränderung in der Funktion
(z. B. Inkontinenz). Auch **psychische Belastungen** können sich auf die
Sexualität auswirken. Neben krankheitsbedingten Sorgen und Ängsten finden
sich Depressivität, Hilf- und Hoffnungslosigkeit, Insuffizienzgefühle
(Leistungseinbrüche) sowie existenzielle Sorgen. Hinzu kommen Selbstwert-
einschränkungen, Schuldgefühle, Missverständnisse, Wissensdefizite und
Versagensängste. Auch **Körperbildveränderungen,** z. B. durch Narben, Ge-
wichtsveränderungen, Haarverlust, Stoma, Gesichtsveränderungen, können
zu sexuellen Problemen beitragen. Die Unzufriedenheit mit der körperlichen
Erscheinung kann zu Scham oder Ekelgefühlen führen und mit einem Verlust
der Männlichkeit bzw. der Identität als „Mann" einhergehen.

6.2 Folgen sexueller Störungen – und Umgang damit

Für Paare, die noch sexuell aktiv sind, kann der Wegfall von Sexualität von
weitreichender Bedeutung sein. Viele betroffene Paare leiden zunehmend mit
der Dauer der Erkrankung unter dem Gefühl, ihre sexuellen Bedürfnisse

nicht äußern zu dürfen. Zudem sind Paare oft verunsichert und wagen körperliche Nähe nicht, weil sie den anderen nicht bedrängen oder belasten wollen oder aber die Rollenumkehr während der Behandlung auch einen negativen Einfluss auf die Sexualität haben kann. Die gewohnten sexuellen Muster funktionieren in der Regel nicht mehr, oft reagieren beide Partner mit Rückzug.

„Ich bin während der Behandlung von der Geliebten und Liebenden in eine Verantwortungsposition und Mutterrolle geraten, aus der ich mich nicht wieder befreien konnte." (42-jährige Frau eines Krebspatienten)

Obwohl sich die Mehrzahl der Erkrankten Informationen über die Auswirkungen der Krebserkrankung und -behandlung auf die Sexualität wünscht, ist das Thema Sexualität häufig noch ein **Tabuthema**. Krebserkrankte trauen sich oft nicht, Fachleute auf dieses Thema anzusprechen. Allerdings werden auch durch Fachpersonen Gespräche über Sexualität bei Krebserkrankungen eher selten initiiert. Sexualität und insbesondere „sexuelles Versagen" sind nach wie vor oft scham- und angstbesetzt und hindern die Betroffenen nicht nur daran, offen das Bedürfnis nach einer Beratung durch Fachpersonen zu äußern, sondern auch gemeinsam als Paar über dieses Thema zu sprechen. Unsicherheiten, wie z. B. „Bestimmt will sie jetzt lieber einen anderen." oder „Wie kann man in so einer Situation an so etwas denken?", treten auf.

Viele Paare unterbrechen sexuelle Aktivitäten während der akuten medizinischen Behandlung, z. B. bei einer Chemotherapie. Wenn die medizinische Behandlung dann abgeschlossen ist, entsteht möglicherweise wieder ein Bedürfnis nach sexueller Nähe und Aktivität. Viele Paare sind verunsichert, wann und wie und ob sie sich dem anderen wieder nähern sollen. Unsicherheiten entstehen auch, wie man z. B. mit den körperlichen Veränderungen des Mannes umgehen soll und ob eine Initiierung von Sexualität zum jetzigen Zeitpunkt überhaupt angemessen ist. Oft behindern auch unausgesprochene Fragen und Unsicherheiten, eine entspannte Sexualität, z. B. „Kann mein Mann noch eigenständig eine Erektion bekommen?" oder „Soll ich ihm mit der Vakuumpumpe helfen oder lieber nicht?". Hinzu kommt bei beiden Personen ein Leistungsdruck, eine gespannte Erwartungshaltung, Versagensängste sowie die möglicherweise noch anhaltenden Rollenveränderungen (Pflegende vs. Sexualpartnerin). Dies kann zu einer fehlenden sexuellen Erregung und zum Misserfolg führen. Als Folge stellen sich Resignation, Enttäuschung und Vermeidung ein und es kommt zu keiner weiteren Annäherung (Diegelmann et al., 2020).

Natürlich können Paare auch schon vor der Krebserkrankung sexuelle Probleme erlebt oder auch entschieden haben, keine aktive Sexualität mehr auszuleben. Wichtig ist, gemeinsam darüber zu sprechen, um ggf. auch wieder zu einer aktiven und zufriedenstellenden Sexualität zurückzufinden. Denn **sexuelle Zufriedenheit** stellt auch eine wichtige Ressource zur Bewältigung kritischer Lebensereignisse dar.

In der Kommunikation eines Paaren haben sich **Kommunikationsstrategien** wie sich öffnen, die Sicht des anderen anerkennen und eine aktive Problemlösung als Paar als hilfreich für eine höhere Partnerschaftszufriedenheit und geringeren psychischen Distress (= Belastung) erwiesen, wohingegen Rückzugsverhalten, Vermeidung, Vorwürfe und Schonverhalten zu mehr Distress und höherer Unzufriedenheit in der Partnerschaft führen (Manne & Badr, 2008). Zufriedenheit mit der Sexualität in der Partnerschaft steht darüber hinaus in einem engen Zusammenhang mit der allgemeinen Partnerschaftszufriedenheit.

Übersicht

Wenn Sie über Sexualität gemeinsam sprechen, sollten Sie sich die folgenden **Fragen** stellen:

- Bin ich mit der bisherigen Sexualität – vor der Krebserkrankung – zufrieden gewesen?
- Was hat sich durch die Krebserkrankung in der Sexualität verändert?
- Wie zufrieden bin ich mit meiner körperlichen Erscheinung?
- Wie empfinde ich die körperlichen Veränderungen bei mir oder meinem Mann?
- Was wünsche ich mir hinsichtlich Sexualität?
- Wovor habe ich Angst?
- Welche Bedeutung hat Sex für mich, meinen Partner/meine Partnerin und unsere Partnerschaft?

Insbesondere über die **medizinischen Möglichkeiten**, wieder eine aktive Sexualität zu erreichen, sollten Sie sich bei Ihrem behandelnden Arzt oder Ihrer Ärztin, Ihrem Urologen oder Ihrer Urologin informieren. Sprechen Sie das Thema dort aktiv an!

Hilfreiche Informationen zum Thema „Männliche Sexualität und Krebs" finden Sie auch hier: https://www.krebsinformationsdienst.de/service/

7

Typisch Frau – typisch Mann? Der Umgang mit der Krebserkrankung

Inhaltsverzeichnis

Die Art und Weise, wie wir mit Belastungen im Kontext einer Krebserkrankung umgehen, hängt von zahlreichen Faktoren ab. Ein wichtiger Punkt ist dabei das Geschlecht: Frauen reagieren oft anders als Männer, egal ob sie selber Patientin sind oder in der Rolle der Partnerin eines krebskranken Mannes. Frauen sind in ihrem Verhalten eher emotionsbezogen, suchen stärker Unterstützung im sozialen Umfeld und beschäftigen sich mit Sinnfragen. Männer hingegen tendieren zu einem sach- und problemorientierten Verhalten: Sie orientieren sich an Fakten und Zahlen – und möchten die Dinge schnell hinter sich bringen. Um Spannungen und wechselseitige Fehleinschätzungen zu vermeiden, ist die Kenntnis „typischer" Krankheitsverarbeitungsmuster hilfreich. Dies kann Ihnen als Partnerin bzw. als Paar den Umgang mit schwierigen Situationen erleichtern.

J. Ernst, T. Zimmermann, *Mein Mann hat Krebs*,
https://doi.org/10.1007/978-3-662-64809-4_7

7.1   Frauen sind anders – Männer auch

Typisch Mann, typisch Frau? In unserem Alltag gibt es vieles, bei dem wir sagen: Na, das ist ja typisch Mann oder das ist typisch Frau. Frauen können nicht einparken, reden viel und gehen immer zu zweit auf die Toilette. Männer hören nicht zu, zeigen ungern Gefühle und denken immer nur an Sex, dies sind Beispiele aus unserem Alltag. Natürlich gibt es genetische Unterschiede zwischen Frauen und Männern. Allerdings scheinen bei den Unterschieden häufiger die Erziehung und Gesellschaft eine prägende Rolle zu spielen. Oft sind die traditionellen Geschlechterbilder noch tief verankert und werden auch schon kleinen Kindern vorgelebt, z. B. dass Mädchen mit Puppen und Jungen mit Autos spielen. Diese Prägungen können sich fortsetzen und finden sich auch immer noch, z. B. in der Berufswahl oder der Frage, wer sich um die Kindererziehung kümmert. Frauen sind häufiger in Büro- oder Dienstleistungsjobs vertreten, Männer häufiger in Handwerk und Industrie. Mit der Familiengründung gibt ein deutlicher Teil der Mütter ihren Beruf vorübergehend auf und kehrt erst mit zunehmendem Alter der Kinder wieder in das Erwerbsleben zurück (Statistisches Bundesamt, 2020, 2021).

Gibt es auch im Umgang mit Krebs Aspekte, die typisch für einen erkrankten Mann und typisch für die Frau als Angehörige sind? Insgesamt gibt es dazu wenig wissenschaftliche Forschung – und streng genommen müssten wir an dieser Stelle auch Personen mit dem Geschlecht „divers" berücksichtigen. Unsere Recherche erbrachte allerdings keine tragfähigen Informationen und Befunde hinsichtlich einer Krebserkrankung dazu, sodass wir es bei den beiden traditionellen Geschlechtern belassen.

Unsere Studien belegen zu den Fragen Paarkommunikation und Krankheitsverarbeitung immer wieder, dass interpersonelle Unterschiede vielfach auf die Zugehörigkeit zu einem der beiden Geschlechter zurückgehen (z. B. Ernst et al., 2009). So finden sich auch in den vorangegangenen Kapiteln immer wieder Hinweise auf „typisch männliche" oder „typisch weibliche" Reaktionen im Hinblick auf die Krebserkrankung.

7.2   Frauen reden, Männer handeln?

Auch im Rahmen einer Krebserkrankung können wir einige **geschlechtstypische Unterschiede** beobachten. Frauen – egal ob als Patientin oder als Partnerin – berichten insgesamt eher über ihr seelisches Befinden und ihre Beschwerden. Frauen sprechen mit ihrer sozialen Umwelt darüber, Männer hingegen neigen dazu, emotionale Probleme nicht oder weniger zu kommunizieren oder sie zu bagatellisieren – auch wenn sie darunter leiden! Psychische Probleme zuzugeben, das bedeutet noch für viele Männer das Eingeständnis von Schwäche. Eine ungenügende Bearbeitung dieser psychischen Probleme führt langfristig jedoch nicht selten zu seelischen Folgeproblemen, ein typischer „Bumerang-Effekt". Allerdings, wenn (erkrankte) Männer direkt auf mögliche Beschwerden angesprochen werden, berichten sie von vergleichbaren Belastungen wie Frauen. Sie zögern und fremdeln jedoch damit, sich unterstützen zu lassen – anders als Frauen.

Männer in Partnerschaften erfahren emotionalen Halt in erster Linie durch ihre Partnerin, auch dies ist ein Unterschied zu Frauen, die sich oft auch in ihrem sozialen Umfeld Gesprächspersonen suchen oder in sozialen Netzwerken über ihr seelisches Befinden austauschen. Frauen haben generell bessere soziale Unterstützungsnetzwerke und nutzen diese in der Regel auch. Männer tendieren eher dazu, sich zurückzuziehen und Ängste und Sorgen in sich „hineinzufressen" (siehe Abschn. 5.4, S. 81). Nicht selten überwiegt die Einstellung, „stark sein" zu müssen und alles mit sich selbst auszumachen, auch um die Partnerin nicht zu belasten. Dieses Schonverhalten, egal, durch welche Prozesse es ausgelöst wird, kann allerdings problematisch werden. Zum einen bleiben die paarbezogenen Sorgen und Ängste unbearbeitet, möglicherweise mit Langzeitfolgen. Zum anderen bemerken Frauen und Männer, dass sich der andere verändert hat. Dieses Verhalten lässt sich aber nicht zielführend einordnen, wenn kein Gespräch darüber stattfindet. Möglicherweise kommt es dann zu Fehlinterpretationen und beidseitigen Missverständnissen, bei denen die Frauen ihre erkrankten Männer nicht „überfordern" wollen und daher gezielt Informationen oder eigene Belastungen vor den Männern verstecken, weil sie denken, dass die Männer damit nicht umgehen können.

„Was wirklich in mir vorgeht, kann ich meinem Mann nicht sagen … das kann der gar nicht verkraften. Ich versuche weiterhin stark zu sein und für meinen Mann da zu sein." (72-jährige Frau eines Krebspatienten)

Auch das basiert auf Fehlannahmen und -interpretationen. Möglicherweise befinden Sie sich als Paar auch erstmalig in einer Krisensituation, in der Sie mit einer potenziell lebensbedrohlichen Erkrankung konfrontiert sind. Somit gibt es auch kein Modell oder mögliche Vorerfahrungen, auf die Sie jetzt aufbauen könnten. Daher sind Fehleinschätzungen nicht selten, bei denen man annimmt, der oder die andere könnte das nicht „verkraften". Leider werden diese Annahmen gemacht, ohne dafür Beweise zu haben oder den anderen dazu gefragt zu haben. Wenn diese Fehlschlüsse nicht frühzeitig aufgeklärt werden, können sie sich über die Zeit anhäufen und dann zu Frustration und massiven partnerschaftlichen Problemen führen. Daher sind **klärende Gespräche**, bei denen sich beide öffnen und über ihre Gefühle und Gedanken sprechen, absolut sinnvoll (siehe Abschn. 5.5, S. 84).

> **Übersicht**
>
> **Unterschiede in der sozialen Unterstützung – emotions- oder problemorientiert?**
>   Bei einer Krebserkrankung kann es eine Vielzahl von Problemen geben, für die es vorübergehend oder auch dauerhaft keine Lösung gibt. Daher ist es nicht Ziel, immer eine Lösung **(problemorientiert)** zu suchen oder suchen zu müssen. Manchmal kann es viel hilfreicher sein, einfach nur da zu sein und den anderen, z. B. durch eine Umarmung, zu trösten **(emotionsorientiert)** – und das sollte unabhängig vom Geschlecht sein.

Männer können weniger als Frauen unter einem veränderten **Körperbild**, etwa nach Operationen oder infolge des Haarverlustes bei der Chemotherapie, leiden. Männer haben nicht nur die Neigung, **problem- oder sachorientiert** an Dinge heranzugehen, sondern häufig auch eine **sehr funktionelle Sicht** auf ihren Körper bzw. ihre eigene psychische Verfassung. Medizinische Maßnahmen oder psychosoziale Gespräche werden eher als „Reparatur" ohne Langzeitwirkung betrachtet – sie wünschen, dass das Problem schnell gelöst wird. Männer reagieren auch besser auf Interventionen zur Reduktion von Belastungen, wenn diese durch Fakten, Tests und Zahlen charakterisiert sind, und viele psychoonkologische Beratungsstellen richten männerspezifische Angebote auch genau darauf aus (siehe Abschn. 8.5, S. 106). Denn was (nicht nur kranken) Männern hilft, ist einen Plan zu haben und das Gefühl der Kontrolle über die Situation. Allerdings ist die Inanspruchnahme von externen Unterstützungsangeboten auch im Fall hoher krankheitsbezogener Belastung immer noch gering.

Ein weiterer wichtiger Unterschied in der Krankheitsverarbeitung besteht darin, dass Männer mehr zu **Verleugnung** der Erkrankung einerseits bzw. zu **Fatalismus** („Macht des Schicksals") andererseits neigen, während Frauen sich stärker mit Sinnfragen und der Suche nach Unterstützung beschäftigen. Verkürzt heißt das, die meisten Männer akzeptieren die Situation entweder gar nicht oder sie fügen sich bedingungslos, Frauen hingegen beschäftigen sich aktiv mit dem, was ihnen widerfahren ist und kommunizieren sehr offen darüber. Für sich genommen sind diese Ansätze natürlich hilfreich, wenn sie dem, der sie praktiziert, guttun. Aber: Die Möglichkeit, Gefühle auszudrücken, hilft, mit Stress und Krebs *besser* zurechtzukommen. Und in der

Paarbeziehung ist es hilfreich und entspannend, die jeweils unterschiedlichen Herangehensweisen des anderen zu kennen und zu respektieren, auch wenn man selber vielleicht anders handeln würde. Von daher versuchen Sie als Partnerin, die Gefühle Ihres Partners nicht zu bagatellisieren oder gar zu verleugnen, als wäre alles „halb so schlimm" und „es wird schon", sondern setzen Sie sich mit seiner Gefühlslage auseinander und nehmen Sie Anteil daran. Akzeptieren Sie auch, wenn Ihr Partner jetzt noch nicht über seine Gefühle sprechen möchte und drängen Sie ihn nicht. Wenn Sie sich unsicher über die „richtige" Unterstützung sind, fragen Sie einfach nach: „Was würde dir jetzt guttun? Was kann ich für dich tun? Was wäre jetzt hilfreich?" Versuchen Sie nicht, die „richtige" Unterstützung zu erraten oder zu erspüren, sondern nutzen Sie die Kommunikationsregeln (siehe Kap. 5, Seite 71), um konkret nachzufragen. Gehen Sie auch nicht davon aus, dass sich der andere genauso fühlen muss wie Sie selber. Fragen Sie lieber nach („Wie geht es Dir?", „Wie fühlst Du Dich?").

Frauen *und* Männer erwarten häufig von ihrem Gegenüber, dass sie genau wissen, was man jetzt braucht.

„Meine Frau weiß am besten, was ich brauche. Wir sind schon seit 40 Jahren verheiratet." (63-jähriger Krebspatient)

Das ist leider ein Trugschluss. Wie schon in Kap. 5 beschrieben, funktioniert das **„Gedankenlesen"** in Partnerschaften meist nicht so gut – auch wenn man schon viele Jahre zusammen ist. Auch hier ist es besser, wenn der Mann seiner Frau genau sagt, welche Erwartungen er hat und was ihm jetzt guttun würde. Sie machen es damit Ihrer Partnerin viel leichter, die Unterstützung zu ermöglichen, die Sie jetzt brauchen.

Außerdem sollten Sie sich als Partnerin auch trauen, mit Ihrem Mann über Ihre Gefühle und Belastungen zu sprechen. Achten Sie darauf, keine falsche Schonhaltung einzunehmen („Ich kann meinen Mann doch nicht mit meinen Ängsten und Sorgen belasten.") und den anderen damit „außen vor zu lassen". Zu wissen, wie es dem anderen geht, was er oder sie fühlt und welche Gedanken ihn oder sie beschäftigen, kann zu einer **erfolgreichen Krankheitsbewältigung** beitragen.

Aber denken Sie daran: Den ganzen Tag über die Krankheit zu sprechen, ist genauso wenig hilfreich, wie gar nicht darüber zu sprechen. Achten Sie daher auf eine gute **Balance** zwischen krebsrelevanten und anderen Themen. Sagen Sie auch, wenn Ihnen Gespräche über Krebs aktuell zu viel sind. Denken Sie daran, je klarer Sie sich gegenüber dem anderen ausdrücken, desto einfacher wird das Zusammenleben.

Bei einer Krebserkrankung kann das **Bedürfnis nach körperlicher Nähe** stark schwanken. Gedanken und Gefühle konzentrieren sich auf die anstehende Behandlung und das Überleben – das Thema Sexualität und erotische Lust tritt für viele Paare zunächst in den Hintergrund (siehe Kap. 6, S. 90). Bei einigen Krebserkrankungen (z. B. Prostatakrebs) wirken sich Operationen unmittelbar auf die sexuelle Funktion aus bzw. können das sexuelle Erleben beeinträchtigen. Es kann schwierig sein, das Gefühlsleben und die vielleicht veränderten Bedürfnisse, die damit einhergehen, zu artikulieren und auszusprechen. Was hilft, ist das offene Gespräch, um gemeinsam auszuloten, welche Formen der Nähe, auch jenseits des Geschlechtsverkehrs, möglich und gewünscht sind. Beide Seiten brauchen Zeit, um zu lernen, mit Veränderungen umzugehen. Berücksichtigen Sie auch, dass sich Männer und Frauen hinsichtlich ihrer Sexualität und insbesondere der sexuellen Erregung unterscheiden können. Versagensängste, Schuld- und Schamgefühle bei den Männern können sich auf das Lustempfinden auswirken. Auch hier spielen Annahmen und Erwartungen wieder eine große Rolle.

„Ich hatte schon Bammel, ob ich wirklich eine Erektion bekommen kann. In der Reha habe ich eine Reihe von Hilfsmitteln vorgestellt bekommen. Dort wurde ich auch ermutigt, dass man die Frau auch in die Vorbereitungen bzw. das ‚neue Vorspiel' einbeziehen könnte. Aber ehrlich gesagt, kann ich das meiner Frau nicht zumuten. Das ist doch sowas von unerotisch und dann hat sie bestimmt sowieso keine Lust mehr auf Sex." (61-jähriger Prostatakrebspatient)

In diesem Beispiel werden viele Annahmen getroffen, ohne genau zu wissen, ob die Partnerin dies auch so erlebt. Auch hier ist ein gemeinsames Gespräch hilfreich, um **Missverständnisse und Erwartungen zu klären**.

Vielleicht fanden Sie sich in diesem Kapitel an einigen Stellen mehr oder weniger wieder. Was wirklich typisch Mann und typisch Frau ist – insbesondere hinsichtlich einer Krebserkrankung – kann hier nur zusammenfassend dargestellt werden. Im individuellen Fall kann es abweichen oder auch ganz anders sein. Wenn Sie offen miteinander sprechen können, sind Fehlannahmen oder -interpretationen weitgehend vermeidbar. Nutzen Sie mehr Worte als Gedanken!

8

Psychosoziale Onkologie – Wo und wie bekomme ich psychosoziale Hilfe und seelische Unterstützung?

Inhaltsverzeichnis

Professionelle psychosoziale Hilfen für Krebspatienten – aber auch für die Partnerinnen oder weitere Angehörige – gibt es inzwischen gut ausgebaut in ganz Deutschland, wenngleich (noch) nicht ganz flächendeckend. Die Angebote, ambulant oder in den Kliniken, sind breit gefächert. Sie beinhalten praktische Informationen, Hilfe bei Anträgen und Behördenkontakten, weiterführende Vermittlung oder psychische Beratung und Unterstützung in Krisensituationen. Die Beratung ist kostenfrei; den Zugang erfragen Sie z. B. über die behandelnden Ärzte oder die örtlichen Gesundheitsämter. Viele Beratungs- und Unterstützungsangebote gibt es auch online, v. a. im Rahmen der Selbsthilfe. Wenn Sie eine Nutzung von Leistungen – online oder in Präsenz – erwägen, beachten Sie immer auch die Seriosität und Professionalität der Anbieter!

8.1   Psychosoziale Onkologie

„Die Psychoonkologie schenkt nicht dem Körper weniger, sondern der Seele mehr Aufmerksamkeit." (adaptiert nach Weiss und English, 1949)

Die Psychosoziale Onkologie oder auch Psychoonkologie ist eine sogenannte Praxisdisziplin und ein wichtiger Teil der Integrativen Onkologie. Sie wendet sich unterstützend jenen Personen zu, die – direkt oder indirekt, z. B. als Partnerin – von einer Krebserkrankung betroffen sind. Der Fokus liegt auf der Bereitstellung von professioneller Hilfe, um psychosoziale Belastungen (z. B. Ängste, Sorgen, Niedergeschlagenheit und Erschöpfung, Stress, Hilflosigkeit, Nervosität, soziale Isolation) zu erkennen, zu lindern oder auch, um den Risiken dauerhafter und schwerer Überlastungen vorzubeugen.

> **Wichtig**
>
> Mit dem Begriff der **Integrativen Onkologie** wird das abgestimmte Zusammenführen verschiedener Behandlungsansätze bezeichnet. Hierzu gehört – neben der medizinischen Behandlung und einer evtl. ergänzenden alternativmedizinischen Versorgung – die Einbindung psychoonkologischer Versorgung.

Die Psychoonkologie als Wissenschaft bzw. als professionell organisiertes Unterstützungsangebot für Patienten oder Angehörige gibt es erst seit Mitte der 1970er-Jahre. Neben einer praktischen Funktion, nämlich für Krebspatienten und Mitbetroffene psychosoziale Hilfe bereitzustellen, widmet sie sich ebenfalls der Erforschung von psychischen und sozialen Einflüssen auf die Krankheitsentstehung und den -verlauf. Hierzu gehört auch die Entwicklung und Überprüfung wirksamer psychoonkologischer Angebote.

Psychoonkologische Hilfe nehmen „traditionell" mehr erkrankte Frauen als Männer in Anspruch, das Verhältnis liegt bei etwa 3:1 (Lehmann-Laue et al., 2019). Aber: Wenn die Partner oder Partnerinnen von Krebserkrankten diese Angebote annehmen und nutzen, erweist sich dies auch als ein Gewinn für den jeweils Erkrankten. Das Paar profitiert gemeinsam. Nicht nur verbessert sich die Kommunikation und der Austausch auf Paarebene, sondern auch das Stress- und Angstlevel geht deutlich zurück.

> **Übersicht**
>
> **Ziele psychoonkologischer Unterstützung**
>
> - Menschen dazu zu befähigen, ein höchstes Maß an Selbstständigkeit und Lebensqualität zu bewahren,
> - Menschen beim Umgang mit den Krankheits- und Behandlungsfolgen während sowie nach der Erkrankung und Therapie zu unterstützen,
> - Patienten und Angehörige dazu ermutigen, eigene Strategien zur Bewältigung der Krankheit zu entwickeln.

Die psychoonkologische Behandlung von Krebspatienten sowie die Mit-Einbeziehung der Partnerinnen ist heute eine übliche und fest verankerte Vorgehensweise, egal ob die Krebstherapie im Krankenhaus oder in einer onkologischen Praxis erfolgt.

8.2 Wo finde ich professionelle psychoonkologische Unterstützung?

In Deutschland sind mit dem **Nationalen Krebsplan**, einem Programm des Bundesministeriums für Gesundheit zum Umgang mit Krebs, psychoonkologische Angebote für Patienten und Angehörige ausdrücklich als notwendig eingestuft. Hier ist auch der grundsätzliche Anspruch auf eine solche Versorgungsleistung festgeschrieben (BMG, 2012). Medizinische Fachgesellschaften, Wissenschaftler/Wissenschaftlerinnen, Krankenkassen, Mediziner/Medizinerinnen und Psychologen/Psychologinnen haben gemeinsam Standards und Gütekriterien für eine psychoonkologische Versorgung erarbeitet. In **Leitlinien** ist festgelegt, wie und wo die psychosoziale Behandlung erfolgen soll und welche Maßnahmen zur Qualitätssicherung in der Psychoonkologie eine wichtige Rolle spielen (AWMF, 2014). Diese Gütekriterien umfassen auch Empfehlungen speziell zu bestimmten Angehörigengruppen (z. B. den Partnerinnen) und werden regelmäßig überarbeitet und angepasst.

> **Übersicht**
>
> **Wo Sie erste Informationen und Hilfe finden können:**
>
> - Der Krebsinformationsdienst (KID) des Deutschen Krebsforschungszentrum (DKFZ) bietet Informationen zu allen Themen rund um Krebs und ermöglicht eine telefonische Beratung.

> https://www.krebsinformationsdienst.de/
> - Die „blauen Ratgeber" der Deutschen Krebshilfe enthalten umfasende Informationen zu Hilfsangeboten, auch speziell für Angehörige, und zu Sozialleistungen.
>   https://www.krebshilfe.de/informieren/ueber-krebs/infothek/infomaterial-kategorie/die-blauen-ratgeber/
> - Bei medizinischen und sozialrechtlichen Fragen helfen die Beratungsstellen der Krebsgesellschaften der Länder. Hier erhalten Sie auch Hilfe bei der Suche nach regional agierenden Selbsthilfegruppen und psychosozialen Betreuungsangeboten.
> - Eine geeignete Rehabilitationseinrichtung finden Sie unter:
>   https://www.bar-frankfurt.de/service/datenbanken-verzeichnisse/adressenverzeichnis.html
>   Die Einrichtungen sind nach Leistungsträgern und Regionen geordnet.

Professionelle psychoonkologische Versorgung für Patienten und vielfach auch für die Partnerinnen wird grundsätzlich in folgenden medizinischen Sektoren bzw. Bereichen vorgehalten:

- Generell in **Kliniken oder Krankenhäusern**, in denen Krebsbehandlungen durchgeführt werden. In den **Onkologischen Zentren** – also den zertifizierten onkologischen Einrichtungen, worunter z. B. Prostatakrebs- oder Darmkrebszentren gezählt werden – gehört psychoonkologische Versorgung zum Standard. Ohne das Angebot einer psychosozialen Unterstützung vergibt die Deutsche Krebsgesellschaft keine Zertifizierung. Auch Angehörige können diese Unterstützung in Anspruch nehmen.
- Ambulante psychoonkologische Versorgung gibt es in den regionalen **Krebsberatungsstellen**. Das ist eine übliche Adresse für Patienten und Partnerinnen, wenn längerfristig Hilfe benötigt wird. In Deutschland gibt es ca. 170 solcher Beratungsstellen in unterschiedlicher Trägerschaft (z. B. Kommune, Kirche, Sozialverbände, Tumorzentren).
- In **Rehabilitationskliniken**, in denen Anschlussheilbehandlungen stattfinden, sind psychoonkologische Angebote – in vielen Fällen auch für die Partnerinnen – fester Teil des Rehabilitationskonzeptes.
- Auch hausärztliche **Praxen** oder **Onkologische Schwerpunktpraxen** bieten psychoonkologische Sprechstunden für Patienten oder Angehörige an bzw. können Interessierte entsprechend vermitteln, z. B. an ambulante Beratungsangebote.

Bei sehr schweren und andauernden seelischen Belastungen infolge der Krebs-erkrankung kann eine reine Beratung nicht mehr ausreichend sein. Hier soll-ten Betroffene den Weg in eine geeignete **ambulante Psychotherapie** er-wägen. Viele Psychotherapeuten und -therapeutinnen haben sich im Rahmen einer Weiterbildung auf die Begleitung von Krebsbetroffenen spezialisiert, geeignete Therapeuten und Therapeutinnen finden Sie im Verzeichnis ambu-lant psychotherapeutisch tätiger Psychoonkologen und Psychoonkologinnen auf den Seiten des Krebsinformationsdienstes (KID): https://www.krebs-informationsdienst.de/service/adressen/psychoonkologen.php

- Einen wichtigen Stellenwert haben auch Selbsthilfegruppen (siehe Abschn. 8.5.4, S. 110 und 8.5.5, S. 112) sowie Betroffenenchats im Internet. Weitere Informationen finden sich auch unter https://www.haus-derkrebsselbsthilfe.de oder www.nakos.de/adressen/datenbanksuche/.

8.3 Woran erkenne ich professionelle Psychoonkologen und Psychoonkologinnen?

Derzeit ist die Berufsbezeichnung „Psychoonkologe" kein gesetzlich ge-schützter Begriff, obwohl seit einigen Jahren verbindliche Kriterien, z. B. zur Einstellung von Psychoonkologen und Psychoonkologinnen in Kliniken, bestehen.

Es können prinzipiell verschiedene Berufsgruppen in der Psychoonkologie tätig sein. Das sind vor allem Psychologen/Psychologinnen, Ärzte/Ärztinnen, Sozialarbeiter/Sozialarbeiterinnen oder Sozialpädagogen/Sozialpädagoginnen und andere sozialwissenschaftliche Berufsgruppen. Es empfiehlt sich, auf fol-gende Berufsbilder oder -abschlüsse zu achten – auf der Homepage der Ein-richtung, die psychoonkologische Dienste anbietet, sollten bei den dort Täti-gen alle relevanten Qualifikationen einsehbar sein. Bei Unsicherheit empfiehlt es sich aber auch, direkt nachzufragen:

- Basisqualifikation für eine psychoonkologische Tätigkeit sollte der *Abschluss eines Hochschulstudiums* in den Fächern Medizin, Psychologie oder Sozialpädagogik/Soziale Arbeit sein.
- Weiterhin sollte eine *spezifische psychoonkologische Fort- und Weiterbildung* nachgewiesen sein, die durch ein anerkanntes Zertifikat etwa der Deutschen Krebsgesellschaft (z. B. „DKG-zertifiziert") bestätigt ist.

- Spezifische psychoonkologische Tätigkeiten, wie z. B. Diagnostik oder psychotherapeutische Behandlung, erfordern unbedingt eine *heilkundliche Qualifikation* (ärztliche oder psychologische Psychotherapeuten und -therapeutinnen). Diese Aufgaben sind ausschließlich Psychotherapeuten und -therapeutinnen oder Fachärzten und -ärztinnen mit der o. g. spezifischen DKG-zertifizierten Ausbildung vorbehalten.
- Auch für in der Psychoonkologie beschäftigte Künstler/Künstlerinnen bzw. Kunsttherapeuten und -therapeutinnen (z. B. Musik-, Tanz-, Kunsttherapie) ist ein passendes *Hochschulstudium bzw. eine berufsbegleitende psychoonkologische Weiterbildung* Bedingung.

8.4 Vorsicht bei Heilsversprechungen und dubiosen Geschäftemachern!

Es ist nicht immer einfach für die Hilfesuchenden, seriöse von unseriösen Angeboten zu unterscheiden. Der große seelische Leidensdruck und die Verzweiflung der Patienten oder ihrer Angehörigen werden von Scharlatanen mitunter raffiniert ausgenutzt. Studien zeigen, dass nicht selten eine missglückte Kommunikation mit der Schulmedizin (z. B. Diagnoseübermittlung am Telefon) die Ursache für die Zuwendung zu „Wunderheilern" ist. Anlass können aber auch die Angst vor Chemotherapie sein, Zweifel an der Therapiewirksamkeit oder der Wunsch nach mehr menschlicher Zuwendung im Behandlungsprozess – größtenteils also Faktoren, die durch gute Gespräche mit Ihrem Arzt/Ihrer Ärztin eigentlich vermeidbar sind!

Selbstverständlich ist es das **Recht jedes Patienten oder der Angehörigen**, weiterführende oder ergänzende medizinische Anwendungen zu nutzen, wenn diese als hilfreich oder wohltuend eingeschätzt werden. Wenn Sie die Konsultation eines „Heilers" oder Alternativmediziners außerhalb der Schulmedizin erwägen und sich dazu informieren, behalten Sie im Vorfeld die oben skizzierten Merkmale zur Professionalität der (psychoonkologischen) Angebote und der in diesem Segment Beschäftigten im Blick. Des Weiteren können die nachfolgend zusammengestellten Charakteristika schon erste Hinweise auf unseriöse, unnütze oder sogar schädliche psychosoziale Angebote sein, die Sie dann besser meiden sollten:

Übersicht

Wann ist Vorsicht angebracht:

- Das Versprechen kompletter Linderung unter Ausschluss *aller* anderen psychosozialen bzw. medizinischen Angebote.
- Das Angebot soll durch (kostenpflichtige) Präparate „ergänzt" werden, die völlig nebenwirkungsfrei sind. Eine Zulassung in Deutschland für diese Präparate existiert jedoch in der Regel *nicht*, auch kein Wirknachweis.
- Es wird behauptet, andere Methoden (wie z. B. Psychotherapie) *seien überflüssig oder gefährlich.*
- Als Ursache der Krebserkrankung werden (ausschließlich) Probleme in der *Psyche der Betroffenen* „diagnostiziert" (z. B. unterdrückte Wut, sexuelle Probleme, traumatische Erlebnisse). Die Behandlung dieser Probleme könne auch den Krebs besiegen.
- Wissenschaftliche Belege zu den angebotenen Verfahren (z. B. Ergebnisse aus Studien) oder Expertisen (z. B. Zertifizierung, Vorweis eindeutiger und relevanter Berufsabschlüsse oder Berufserfahrungen) *können nicht erbracht werden.*
- Oft wird von diesen Behandlern *Bargeld* verlangt, mitunter Vorkasse, nicht selten ist das Honorar sehr hoch.

Seriöse psychoonkologischen Beratungsangebote sind im Allgemeinen für die Teilnehmenden kostenfrei. Mitunter fallen Kostenbeteiligungen in geringer Höhe an, z. B. für Materialien bei kunsttherapeutischen Angeboten, oder Zuzahlungen. Dies wird stets im Vorfeld transparent kommuniziert!

8.5 Für welche Fragen welchen Ansprechpartner? – Das Netzwerk der Psychoonkologie

Die Betreuung und Begleitung auch der Partnerinnen onkologischer Patienten kann, wie gezeigt, in unterschiedlichen Versorgungsbereichen erfolgen: im Akutkrankenhaus, in der Rehabilitationsklinik oder in einer ambulanten Beratungsstelle. In jedem dieser Bereiche gibt es hinsichtlich der psychoonkologischen Angebote Spezifika, aber auch Gemeinsamkeiten. Zu diesen Gemeinsamkeiten gehören v. a. der niedrigschwellige Ansatz – für jeden Ratsuchenden soll dieses Angebot problemlos erreichbar sein – sowie die Kostenneutralität. Ferner sind die Inhalte in allen Bereichen häufig so konzipiert, dass Sie diese entweder als Paar gemeinsam (Paarsetting) oder auch allein (Einzelsetting) wahrnehmen können. Ein weiteres übergreifendes Qualitätsmerkmal ist die Multiprofessionalität: In allen Einrichtungen mit psychoonkologischen Angeboten sollten Sie immer Psychologen/Psychologinnen sowie Sozialarbeiter/Sozialarbeiterinnen antreffen.

8.5.1 Psychoonkologie und Sozialdienst im Krankenhaus

Im Krankenhaus und insbesondere in den onkologischen Versorgungszentren ist die psychoonkologische Versorgung durch *die Psychoonkologie* vor Ort gewährleistet. Die Nutzung dieser psychoonkologischen Angebote ist v. a. bei Frauen – und hier bei Brustkrebspatientinnen – sehr hoch. In den sogenannten Brustzentren nutzen über 66 % der Patientinnen diese Hilfe, häufig gemeinsam mit ihrem Partner. Deutlich geringer ist z. B. die Nachfrage seitens der Männer in den Prostatakrebszentren.

Der Psychoonkologe/die Psychoonkologin im Krankenhaus führt zunächst ein Erstgespräch mit dem Patienten und ggf. der Partnerin und erhebt den Betreuungs- und Versorgungsbedarf in bestimmten Problembereichen. Da im Regelfall der Aufenthalt im Krankenhaus nur einige Tage dauert, obliegt es dem Psychoonkologen/der Psychoonkologin vor allem, die evtl. notwendige Weiterversorgung nach Ende des Krankenhausaufenthaltes zu organisieren und sicherzustellen. Hauptzielstellungen in der Arbeit mit den Patienten und deren Partnerinnen sind die gezielte Versorgung von Folgen der Diagnostik und Behandlung sowie die Unterstützung in der Kommunikation mit dem medizinischen Behandlungsteam.

> **Übersicht**
>
> **Psychoonkologische Unterstützung im Akutkrankenhaus kann entlasten!**
>
> - Ordnung ins Chaos bringen und die nächsten Schritte planen,
> - über die Erkrankung und deren Behandlung zusätzlich informieren,
> - Symptome von Angst und Depression vermindern,
> - mit der Angst vor Kontrolluntersuchungen umgehen,
> - ressourcenorientiert die aktive Teilnahme am Behandlungsprozess fördern,
> - das Kontrollgefühl über das Leben stärken,
> - die Familie unterstützen und ggf. vermitteln,
> - die Kommunikation zwischen Patient, Familie und Behandler verbessern,
> - die „Sinnsuche" begleiten; Krankheit in das Leben integrieren können,
> - Raum schaffen für das Unaussprechliche (z. B. Angst vor Tod und Sterben),
> - an Beratungsstellen, Selbsthilfegruppen, niedergelassene Psychotherapeuten und -therapeutinnen vermitteln zur langfristigen Unterstützung.

Es gibt Kliniken, die in Ergänzung zum stationären psychoonkologischen Dienst weiterführende psychoonkologische Spezialsprechstunden anbieten.

Dies sind Angebote, die v. a. für ambulant behandelte Patienten bzw. deren Angehörige infrage kommen.

Der *Sozialdienst* im Krankenhaus befasst sich mit der Unterstützung der Patienten und Angehörigen in Fragen sozialer oder sozialrechtlicher Probleme in den Bereichen Arbeit, Sicherung des Lebensunterhaltes und der Haushaltsführung, Krankenversicherung und Rehabilitation. Hierzu gehört v. a. die Hilfe bei der Stellung von Anträgen für Berentung oder für finanzielle Unterstützung bei starken finanziellen Einschnitten infolge der Erkrankung (z. B. Wohngeld). Aufgabe des Sozialdienstes ist ebenfalls, soziale Notlagen zu erkennen (z. B. drohender Verlust der Wohnung, berufliche Folgen, aufkommende Schwierigkeiten in der Haushaltsführung oder der Betreuung der Kinder) und entsprechende Unterstützung zu leisten bzw. die weitere Hilfe für Betroffene zu koordinieren.

8.5.2 Ambulante Krebsberatungsstellen

Die ambulanten Krebsberatungsstellen halten meist ein sehr differenziertes und breites Versorgungsangebot bereit und erfüllen zudem eine wichtige Lotsenfunktion hinsichtlich der Vermittlung in weiterführende Unterstützungsangebote. Vielfach gibt es speziell auf die Probleme der Partnerin oder des Patienten zugeschnittene Angebote. Die Beratung erstreckt sich – wie auch in den Kliniken – sowohl auf sozialrechtliche Fragestellungen als auch auf psychologische Inhalte. Allerdings ist die Bearbeitung dieser Themen hier oft breiter und langfristiger angelegt.

Übersicht

Die Ziele ambulanter psychosozialer Krebsberatung sind (Lehmann-Laue & Wickert, 2016):
Psychologische Zielsetzung:

- Verbesserung der Informiertheit und der individuellen Problemverarbeitung der Ratsuchenden,
- Reduktion psychosozialer Belastungen wie Ängstlichkeit, Erschöpfung, Niedergeschlagenheit,
- Stärkung sozialer Ressourcen, insbesondere der partnerschaftlichen und familiären Kommunikation,
- Vernetzung stationärer und ambulanter psychoonkologischer Betreuung,
- Verstetigung des Rehabilitationserfolgs nach einer Reha-Maßnahme.

Sozialrechtliche Zielsetzung:

- Sicherung der gesellschaftlichen Teilhabe (z. B. durch Beantragung von Versicherungsleistungenwiemedizinische Rehabilitation, Behindertenausweis, Pflegestufe),
- wirtschaftliche und existenzielle Sicherung,
- Arbeitsplatz/Beruf, berufliche Rehabilitation,
- Regelungen im Todesfall,
- Hilfe bei der Erschließung von Versorgungsleistungen und weiterführenden Versorgungsangeboten (z. B. Selbsthilfegruppen, Psychotherapie, Ämter, Palliativeinrichtungen).

Die Erreichung der jeweiligen Zielsetzungen erfolgt über ein spezifisches Leistungsspektrum, das in unterschiedlicher Bandbreite von den einzelnen Beratungsstellen vorgehalten wird. Im Allgemeinen umfasst es für Patienten und Angehörige die folgenden Leistungen:

- Diagnostik psychischer Belastungen,
- Vermittlung von Informationen über weiterführende Hilfen,
- Psychosoziale Beratung,
- Krisenintervention bei akuten Problemlagen,
- Psychoedukation (Hilfe im Umgang mit den Problemen),
- Entspannungs- und imaginative Verfahren,
- Paar- und Familienberatung,
- Langzeitbegleitung bei progredientem Krankheitsverlauf.

In Abhängigkeit von der Kapazität und Konzeption der Beratungsstellen sind weitere optionale Angebote möglich, u. a.

- aufsuchende Beratung immobiler Patienten,
- kreative Angebote wie Kunst-, Musik- oder Tanztherapie sowie
- Angebote zur Gesundheitsförderung und Prävention.

8.5.3 Psychoonkologische Angebote in der Rehabilitation

Rehabilitationsleistungen der gesetzlichen Krankenkassen, Renten- und Unfallversicherungen können grundsätzlich auch von Partnerinnen oder Angehörigen von Krebspatienten wahrgenommen werden. Es besteht jedoch kein gesetzlicher Anspruch darauf, deswegen muss im Einzelfall gemeinsam mit Betroffenen, dem medizinischen und dem Rehabilitationsteam überlegt werden, was sinnvoll ist.

- Es kann eine Rehabilitationsmaßnahme für die Partnerin oder Angehörige beantragt werden, z. B. um deren Arbeitsfähigkeit zu erhalten und psychosomatischen Erkrankungen vorzubeugen.
- Die Partnerin kann den erkrankten Partner in die Rehabilitationsmaßnahme begleiten, muss die Kosten aber häufig selber tragen.

In der onkologischen Rehabilitation hat die Psychoonkologie einen festen Stellenwert. Das psychoonkologische Angebot in den Rehabilitationskliniken ist speziell auf die jeweilige Krebserkrankung abgestimmt. Behandelt werden die durch die Krebserkrankung hervorgerufenen depressiven Verstimmungen, Ängste, Stresszustände sowie weitere Störungen. Angeboten werden Einzel- und Familiengespräche, gruppentherapeutische und Entspannungsverfahren, Achtsamkeitstraining, Kreativtherapien wie Kunst- und Werktherapie oder Musiktherapie. Dennoch ist die Rehabilitation häufig noch auf die physischen (körperlichen) Problemlagen fokussiert und zielt daher oft in erster Linie auf die Wiederherstellung der körperlichen Funktions- und Leistungsfähigkeit. Die psychische Funktionsfähigkeit ist dagegen eher zweitrangig.

8.5.4 Klassische Selbsthilfegruppen

Die klassische Face-to-Face-Selbsthilfe von Patienten mit einer Krebserkrankung und deren Angehörigen ist in Deutschland zu einer festen Größe im Versorgungsnetzwerk geworden – auch wenn Männer eher seltener diese Form des Beistandes in Anspruch nehmen (siehe Kap. 7, S. 94). Die Deutsche Krebshilfe listet knapp 20 Selbsthilfedachorganisationen auf, ungenaue Angaben gibt es zur Nutzung. Schätzungen gehen davon aus, dass ca. 10 % der Krebserkrankten mindestens einmal Kontakt zu Selbsthilfegruppen hat, bei den Angehörigen liegt der Anteil meist niedriger.

Die Diagnose Krebs reißt auch die Partnerinnen der Betroffenen aus ihrem gewohnten Leben und dann kann es sehr hilfreich sein, sich mit anderen Menschen in ähnlichen Situationen auszutauschen und Erfahrungen und Informationen zu teilen – dies ist der Anspruch der Selbsthilfe. Selbsthilfegruppen können in *jeder Phase* des Krankheitsverlaufs Hilfe und Unterstützung geben, und sie setzen sich auch häufig für die Interessen Betroffener in der Gesundheitspolitik und in der Öffentlichkeit ein und geben ihnen so eine Stimme. Die Selbsthilfegruppe bietet einen geschützten und vertraulichen Raum, in welchem die täglichen Herausforderungen, aber auch die positiven Seiten des Lebens thematisiert werden. Mitglied einer Selbsthilfegruppe zu sein, unterstützt Sie im Umgang mit der Erkrankung und hilft Ihnen, besser mit eigenen Belastungen, Sorgen oder Ängsten umzugehen. Und sicherlich tragen mittelbar oder unmittelbar auch Sie selbst dazu bei, dass es anderen Betroffenen wieder besser geht – eine klassische „**Win-win-Situation**" – alle profitieren.

Die Gruppen werden zumeist den besonderen Interessen und Bedürfnissen der Betroffenen gerecht. In „Männergruppen" geht es eher um den Austausch und die Vermittlung von Informationen, Fakten und Verhaltensempfehlungen, in Gruppen für Frauen stärker um die gegenseitige emotionale Unterstützung (siehe Kap. 7, S. 94). In einigen Fällen gibt es auch Gruppen zu denen beide – erkrankte Männer und ihre Frauen – kommen können (häufig z. B. in den Prostatakrebsselbsthilfegruppen).

Der Zugang zur Selbsthilfe ist einfach, erste Informationen erhalten Sie in der Regel von den ambulanten Ärzten oder in den Krankenhäusern, und auch die Krankenkassen können entsprechende Informationen bieten. In vielen Städten und Gemeinden gibt es Selbsthilfebüros oder Koordinationsstellen für Selbsthilfe (meist angebunden an Gesundheitsämter oder Sozialdezernate der Stadt- oder Gemeindeverwaltungen), die kontaktiert werden können und die Auskunft geben, welche Gruppen vor Ort aktiv sind. Zudem sind auch die ambulanten Krebsberatungsstellen (siehe Abschn. 8.5.2, S. 108) eine mögliche Anlaufstelle für Partnerinnen oder andere Angehörige, um sich über die regionalen Selbsthilfegruppen zu informieren. Krebsberatungsstellen verfügen in der Regel über ein aktualisiertes Verzeichnis mit hilfreichen Informationen und Kontaktdaten.

Die „Nationale Kontakt- und Informationsstelle zur Anregung und Unterstützung von Selbsthilfegruppen" (NAKOS) ist die bundesweite Aufklärungs-, Service- und Netzwerkeinrichtung der Selbsthilfe. Sie leistet eine umfassende Aufklärungsarbeit über Möglichkeiten der Selbsthilfe für Patienten und Angehörige. Bundesweit agierende Selbsthilfegruppen finden Sie gut sortiert z. B. nach Thema oder Region unter www.nakos.de/adressen/datenbanksuche/.

Es gibt Selbsthilfegruppen zu bestimmten *spezifischen Themen*, etwa zu konkreten Krankheitsbildern (z. B. Prostatakrebs), *zu betroffenen Gruppen* (z. B. junge Erwachsene) oder bezogen auf eine bestimmte *Phase im Krankheitsgeschehen* (z. B. beim Übergang zur Palliativversorgung oder beim Versterben des Patienten).

> **Übersicht**
>
> **Bitte beachten Sie:**
> Wenn Sie eine Selbsthilfegruppe suchen oder aufsuchen, achten Sie auch auf das „Kleingedruckte": wie finanziert sich diese Gruppe, sind es ausschließlich Mitgliedsbeiträge und Fördergelder (z. B. von Krankenkassen oder anderen öffentlichen Trägern), oder handelt es sich auch um Spenden von Firmen, was dann die Neutralität dieser Gruppe infrage stellt. Verfolgt die Selbsthilfegruppe auch Ziele außerhalb der uneigennützigen Bereitstellung eines Gesprächsforums?
> **Selbsthilfegruppen wie auch Selbsthilfeorganisationen und Selbsthilfekontaktstellen richten ihre fachliche und politische Arbeit ausschließlich an den Bedürfnissen und den Interessen der Hilfesuchenden aus.**
> Stutzig machen sollte Sie, wenn Heilmittel oder Präparate angeboten oder verkauft werden. Hinterfragen Sie den Umgang mit Ihren persönlichen Daten – seriöse Verbände machen diese Angaben transparent.

8.5.5 Virtuelle Selbsthilfe und Hilfe aus dem Internet

Seit dem Aufkommen des interaktiven Internets (Web 2.0) hat sich neben der herkömmlichen Selbsthilfe auch eine *virtuelle, schriftbasierte Selbsthilfe* etabliert – mit zunehmender Bedeutung. Viele Bereiche der Selbsthilfe sind ausschließlich im Internet aktiv. Diese virtuelle Selbsthilfe erweitert und ergänzt in vielen Fällen die konventionelle Selbsthilfe im Sinne des Austauschs von Informationen und Wissen von Krebskranken und ihren Angehörigen.

Die *Vorteile* dieser Formen liegen auf der Hand: Orts- und Zeitunabhängigkeit, Anonymität, leichteres Ansprechen tabuisierter Themen. Menschen mit seltenen Krankheiten oder spezifischen Problemen finden über das Internet einfacher Anschluss an Betroffene in ähnlichen Situationen. Die Informationen sind schnell verfügbar, in der Regel auch aktuell. Mit dem Übergang von herkömmlicher zu virtueller Selbsthilfe verändern sich auch die Anforderungen an die Qualitätssicherung: Virtuelle Selbsthilfeseiten sollten – wie generell medizinische Informationswebseiten – inhaltliche Standards erfüllen. Die Anonymität in Foren erschwert den Nutzern jedoch die Einschätzung, ob sie sich auf die Informationen ihres Gegenübers verlassen können. Und Falschinformationen, wie z. B. über etwaige Wundermittel gegen Krebs, können Menschenleben gefährden!

Es ist an dieser Stelle nicht möglich, auf alle möglichen Risiken und Stolpersteine im Zusammenhang mit dem webbasierten Informationsaustausch und der Nutzung von Inhalten aus dem Internet hinzuweisen. Wir haben lediglich einige zentrale Kriterien zusammengefasst, die Ihnen die Möglichkeit geben,

Übersicht

Kriterien für seriöse krebsbezogene Webseiten im Internet:
Inhaltliche Kriterien:

1. *Expertise:* Gibt es die Möglichkeit, Fragen an Experten und Expertinnen zu stellen? Werden die Nutzenden darauf hingewiesen, dass die virtuelle medizinische Wissensweitergabe Grenzen hat?
2. *Quellen:* Bitten die Betreibenden ihre Nutzer und Nutzerinnen, Quellennachweise beim Austausch medizinischen Wissens anzugeben?
3. *Überprüfbarkeit medizinischer Informationen:* Bietet die Seite eine Sammlung medizinischer, krankheitsbezogener Begriffserklärungen? Werden diese mit Quellenangaben versehen?
4. *Gütesiegel für medizinische Informationswebseiten:* Wurde die Seite bereits von einer seriösen Fachorganisation oder -gesellschaft bezüglich ihrer Informationsqualität geprüft und mit einem Gütesiegel ausgezeichnet?

Formale Kriterien:

5. *Moderation:* Gibt es eine aktive Moderation?
6. *Transparenz:* Sind die Anbieter, deren Ziele und die Finanzierung des Forums erkennbar?
7. *Datenschutz:* Werden die Nutzerdaten geschützt und nicht an Dritte weitergereicht? Gibt es geschützte Bereiche zum Austausch?
8. *Schutz der Nutzenden:* Können sich die Nutzer ohne personenbezogene Daten im Forum registrieren? Ist das Verfassen von Beiträgen erst nach Registrierung möglich?
9. *Benutzerfreundlichkeit:* Bietet das Forum Bedienungshinweise und allgemeine Hinweise, die bei der Forennutzung zu beachten sind? Ist das Forum übersichtlich aufgebaut?
10. *Werbung:* Ist die Seite frei von Werbung? Falls Werbung vorhanden ist: Ist die Werbung als solche gekennzeichnet und dominiert die Werbung nicht die Seite?

Sie haben nun einen Überblick über mögliche Unterstützungsangebote erhalten. In vielen Fällen ist es hilfreich, wenn Sie auch hier aktiv werden und Unterstützung einfordern – insbesondere als Angehörige.

9

Teilnahme an wissenschaftlichen Studien – wie sollte ich mich entscheiden?

Inhaltsverzeichnis

Wissenschaftliche Forschung ist unerlässlich, auch im Feld der Krebserkrankungen. Wie sonst ließen sich sichere Aussagen zu den Problemen, Schwierigkeiten, Belastungen, aber auch zu den längerfristigen Auswirkungen der Krankheit für die Patienten, Partnerinnen oder das Paar treffen? Nicht zuletzt: Nur auf diesem Weg ist es möglich, zielgenaue und effektive Unterstützungsangebote zu entwickeln, in die Praxis zu überführen und zu bewerten. Es bleibt immer Ihre Entscheidung, einer Studienteilnahme zuzustimmen oder nicht. Einige der hier aufgeführten Argumente sollen Sie bei der Entscheidungsfindung unterstützen.

9.1   Warum Forschung? Grundlegende Aspekte und Studientypen

Auch als Partnerin eines Krebspatienten kommt es vor, dass Sie auf eine Studienteilnahme angesprochen werden. So gibt es z. B. zunehmend Forschungsstudien, welche die Rolle und den Unterstützungsbedarf von Partnerinnen von Krebspatienten untersuchen oder spezielle Programme

J. Ernst, T. Zimmermann, *Mein Mann hat Krebs*,
https://doi.org/10.1007/978-3-662-64809-4_9

entwickeln und prüfen, um die Partnerinnen (oder auch das Paar gemeinsam) im Umgang mit einer Krebserkrankung zu unterstützen.

> **Wichtig**
>
> **Jede Teilnahme an einer Studie ist freiwillig.** Sie müssen eine Nichtteilnahme nicht begründen und durch eine Nichtteilnahme dürfen Ihnen oder Ihrem Partner keine Nachteile entstehen. Sie haben das Recht, jederzeit Ihre einmal gegebene Einwilligung zurückzuziehen. In dem Fall können Sie die Löschung der von Ihnen erhobenen Daten verlangen.

Es gibt eine Reihe unterschiedlicher Studientypen, die für die Teilnehmenden mit unterschiedlichem Aufwand – aber auch Nutzen – verbunden sein können.

> **Übersicht**
>
> **Die wichtigsten und häufigsten Studientypen in der psychoonkologischen Forschung**
> *Beobachtungsstudien (Querschnitt oder Längsschnitt)*
> Hier füllen Sie meist einen Fragebogen aus (Querschnitt) oder über einen bestimmten Zeitraum mehrere Fragebögen (Längsschnitt). Oft sind die Fragebögen online. Mitunter werden diese Studien noch durch Interviews ergänzt.
> *Interventionsstudien (randomisiert oder nicht randomisiert)*
> Interventionsstudien prüfen den Effekt von bestimmten Maßnahmen, z. B. in der Psychoonkologie könnte das die Wirksamkeit einer Paarintervention in Hinblick auf die psychische Belastung des Teilnehmenden sein. Randomisiert bedeutet, es werden zwei Gruppen gebildet: eine Gruppe führt den Kurs durch (Interventionsgruppe), die andere nicht (Vergleichsgruppe) oder bekommt eine Alternative (aktive Kontrollgruppe). Sie als Teilnehmerin werden von der Studienleitung zufällig in eine der Gruppen gelost (randomisiert). Dann werden zu verschiedenen Messzeitpunkten (mindestens vor sowie am Ende des Kurses) Fragebögen in den Gruppen zeitgleich erhoben. Ein Vergleich der psychischen Belastung gibt dann Aufschluss über den Effekt des Kurses. Mitunter ist es möglich, dass die Vergleichsgruppe den Kurs zu einem späteren Zeitpunkt auch durchlaufen kann (Wartelistenkontrollgruppe).

Jeder Studienteilnahme geht eine gründliche Aufklärung über Aufwand, Ziele und Nutzen, aber auch über mögliche Risiken, voraus. Lassen Sie sich erläutern, wer die Studie durchführt, finanziert und wie Sie dafür ausgewählt wurden. Was mit Ihren Daten nach der Auswertung geschieht und wie der Datenschutz organisiert ist, sollte ebenso klar dargelegt sein. Es sollten Ansprech- und Kontaktpersonen, z. B. ein Datenschutzbeauftragter, benannt sein (Name, Erreichbarkeit). Versichern Sie sich, dass alles anonym – also ohne Bezug auf Ihren Namen oder Ihre Adresse – ausgewertet wird. Seriöse Studien sind auch immer von einer Ethikkommission anerkannt.

Es gibt Studien, die für Ihren Aufwand eine Entschädigung zahlen.

9.2   Studienteilnahme ja oder nein?

Was spricht für, was gegen eine Studienteilnahme?

Dafür:

- Wissenschaftliche psychoonkologische Forschung ist vielfach nur möglich, wenn sich Menschen freiwillig zur Teilnahme bereit erklären.
- Jeder Einzelfall bereichert die Ergebnisse durch seine Besonderheiten und hilft, die Qualität und Aussagekraft der Befunde zu steigern.
- Durch gute Studien kann sich auf Dauer die Qualität der medizinischen bzw. psychoonkologischen Versorgung verbessern.
- Eine Teilnahme an Studien kann Ihnen neue Perspektiven eröffnen und Sie erleben es oft als psychisch entlastend, Probleme zu schildern oder über diese zu sprechen.
- Bei Interventionsstudien stellt sich ein psychisch entlastender Effekt, z. B. durch die Teilnahme an einem Kurs, meist unmittelbar ein.
- Bei psychoonkologischen Studien sind, wenn überhaupt, nur minimale Risiken zu erwarten.
- Wenn Sie an Studien teilnehmen, ist es meist einfacher, bei aufkommenden oder bestehenden psychosozialen Fragen oder Problemen an kompetente Ansprechpersonen, z. B. aus dem Studienteam, heranzutreten.

Dagegen:

- Die Teilnahme an Studien kann mitunter zeitaufwendig sein. Informieren Sie sich, was genau auf Sie zukommt.
- Ihre körperlichen oder auch psychosozialen Belastungen (oder die Ihres Partners) stehen einer Teilnahme entgegen.
- Sie haben Zweifel an der Studie, z. B. hinsichtlich Nutzen, Datenschutz, Professionalität. Versuchen Sie, diese Zweifel durch Nachfragen auszuräumen. Leider kann – vor allem bei Fragebogenstudien – ein Nutzen für die Teilnehmenden selbst nur mittelbar zu erwarten sein, da die Auswertung der erhobenen Daten und die Überführung der Ergebnisse in die Praxis immer eine gewisse Zeit in Anspruch nehmen.
- Das Thema der Studie betrifft Sie nicht oder ist Ihnen zu persönlich oder zu intim.
- Sie haben einen Interessenkonflikt, weil Sie z. B. mit einer Person des Studienteams in einer persönlichen Beziehung stehen.
- Eine Teilnahme ist für Sie organisatorisch nicht möglich, z. B. wegen zu weiter Anfahrt oder Sie sind nicht mobil genug (etwa bei Bewegungseinschränkungen).

Literatur

Ando, M., Morita, T., Akechi, T., Okamoto, T., & Japanese Task Force for Spiritual Care. (2010). Efficacy of short-term life-review interviews on the spiritual well-being of terminally ill cancer patients. *Journal of Pain and Symptom Management, 39*(6), 993–1002.

AWMF. (2014). *S3-Leitlinie Psychoonkologische Diagnostik, Beratung und Behandlung von erwachsenen Krebspatienten.* http://www.awmf.org/. Zugegriffen am 02.12.2021.

Back, A. L., Arnold, R. M., & Quill, T. E. (2003). Hope for the best, and prepare for the worst. *Annals of Internal Medicine, 138*(5), 439–443.

Block, S. D. (2001). Perspectives on care at the close of life. Psychological considerations, growth, and transcendence at the end of life: the art of the possible. *JAMA, 285*(22), 2898–2905.

BMG. (2012). Aktueller Stand des nationalen Krebsplans (Umsetzungsempfehlungen)

Diegelmann, C., Isermann, M., & Zimmermann, T. (2020). *Therapietools Psychoonkologie.* Beltz.

Dolan, Y. M. (1991). *Resolving sexual abuse: Solution-focused therapy and Ericksonian hypnosis for adult survivors.* Norton & Co.

Ernst, J. (2016). Stigmatisierung und Krebs. In A. Mehnert & U. Koch (Hrsg.), *Handbuch Psychoonkologie* (S. 689–700). Hogrefe.

Ernst, J., & Brähler, E. (2020). Krebskranke Eltern – Folgen für Familie und minderjährige Kinder und Möglichkeiten psychoonkologischer Versorgung. *Familiendynamik, 45*(3), 214–219.

Ernst, J., & Weißflog, G. (2016). Familie, Partnerschaft und Krebs. In A. Mehnert & U. Koch-Gromus (Hrsg.), *Handbuch Psychoonkologie* (S. 284–295). Göttingen Hogrefe.

Ernst, J., Lehmann, A., Krauss, O., Köhler, U., & Schwarz, R. (2009). Psychosoziale Unterstützungswünsche und tatsächlich erhaltene Versorgung onkologischer Patienten – Geschlechtsspezifische Unterschiede. *Deutsche Medizinische Wochenschrift, 134*(31–32), 1567–1572.

Hui, D., Hannon, B. L., Zimmermann, C., & Bruera, E. (2018). Improving patient and caregiver outcomes in oncology: Team-based, timely, and targeted palliative care. *CA: A Cancer Journal for Clinicians, 68*(5), 356–376.

Lebel, S., Ozakinci, G., Humphris, G., Mutsaers, B., Thewes, B., Prins, J., et al. (2016). From normal response to clinical problem: Definition and clinical features of fear of cancer recurrence. *Support Care Cancer, 24*(8), 3265–3268.

Lehmann-Laue, A., & Wickert, M. (2016). Ambulante psychosoziale Krebsberatungsstellen. In A. Mehnert & U. Koch (Hrsg.), *Handbuch Psychoonkologie* (S. 483–492). Hogrefe.

Lehmann-Laue, A., Danker, H., Schröter, K., Friedrich, M., Mehnert, A., & Ernst, J. (2019). Psychosoziale Versorgung von Krebspatienten in einer Krebsberatungsstelle an einem Universitatsklinikum. *Psychotherapie, Psychosomatik, Medizinische Psychologie, 69*(1), 20–28.

Leitlinienprogramm Onkologie. (2019). S3 Leitlinie Palliativmedizin für Patienten mit einer nicht heilbaren Krebserkrankung.

Manne, S., & Badr, H. (2008). Intimacy and relationship processes in couples' psychosocial adaptation to cancer. *Cancer, 112*(11 Suppl), 2541–2555.

Mehnert, A., & Koranyi, S. (2018). Psychoonkologische Versorgung: eine Herausforderung. *Deutsche Medizinische Wochenschrift, 143*(5), 316–323.

Müller-Busch, H. C. (2012). *Abschied braucht Zeit. Palliativmedizin und Ethik des Sterbens.* Suhrkamp.

Nenoff, H., Ernst, J., Köhler, N., & Götze, H. (2019). Erstellung eines Bewertungssystems für virtuelle Selbsthilfegruppen am Beispiel deutschsprachiger Krebsforen. *Zeitschrift für Psychosomatische Medizin und Psychotherapie, 65,* 272–287.

Radbruch, L., Nauck, F., & Sabatowski, R. (2005). *Was ist Palliativmedizin?* https://www.dgpalliativmedizin.de/images/stories/Was_ist_Palliativmedizin_Definitionen_Radbruch_Nauck_Sabatowski.pdf. Zugegriffen am 02.12.2021.

Rait, D. S., Ostroff, J. S., Smith, K., Cella, D. F., Tan, C., & Lesko, L. M. (1992). Lives in a balance: Perceived family functioning and the psychosocial adjustment of adolescent cancer survivors. *Family Process, 31*(4), 383–397.

Richardson, E. M., Schuz, N., Sanderson, K., Scott, J. L., & Schuz, B. (2017). Illness representations, coping, and illness outcomes in people with cancer: A systematic review and meta-analysis. *Psychooncology, 26*(6), 724–737.

RKI. (2019). *Krebs in Deutschland für 2015/16* (Bd. 12. Ausgabe). Robert Koch-Institut und die Gesellschaft der epidemiologischen Krebsregister in Deutschland e.V.

Robbins, M. L., Lopez, A. M., Weihs, K. L., & Mehl, M. R. (2014). Cancer conversations in context: Naturalistic observation of couples coping with breast cancer. *Journal of Family Psychology, 28*(3), 380–390.

Romer, G., Bergelt, C., & Möller, B. (2014). *Kinder krebskranker Eltern*. Hogrefe.

Saunders, C., & Baines, M. (1989). *Living with dying: The management of terminal disease*. Oxford University Press.

Simard, S., Thewes, B., Humphris, G., Dixon, M., Hayden, C., Mireskandari, S., et al. (2013). Fear of cancer recurrence in adult cancer survivors: A systematic review of quantitative studies. *Journal of Cancer Survivorship, 7*, 300–322.

Statistisches Bundesamt. (2020). *Erwerbsbeteiligung von Frauen nach Berufen*. https://www.destatis.de/DE/Themen/Arbeit/Arbeitsmarkt/Qualitaet-Arbeit/Dimension-1/erwerbsbeteiligung-frauen-berufe.html. Zugegriffen am 02.12.2021.

Statistisches Bundesamt. (2021). Datenreport 2021 – Kapitel 2 Familie, Lebensformen und Kinder.

Temel, J. S., Greer, J. A., Muzikansky, A., Gallagher, E. R., Admane, S., Jackson, V. A., et al. (2010). Early palliative care for patients with metastatic non-small-cell lung cancer. *New England Journal of Medicine, 363*(8), 733–742. Accession Number: 20818875. https://www.nejm.org/doi/full/10.1056/NEJMoa1000678

Thiede, R., & Deutsche Krebshilfe (Hrsg.). (2019). *Wir sind für dich da! Krebs und Familie – 11 Reportagen*. Herder.

Trachsel, M., & Maercker, A. (2016). *Lebensende, Sterben und Tod*. Hogrefe.

Turner, D., Adams, E., Boulton, M., Harrison, S., Khan, N., Rose, P., et al. (2013). Partners and close family members of long-term cancer survivors: Health status, psychosocial well-being and unmet supportive care needs. *Psychooncology, 22*(1), 12–19.

Vehling, S., & Kissane, D. W. (2018). Existential distress in cancer: Alleviating suffering from fundamental loss and change. *Psychooncology, 27*(11), 2525–2530.

Waadt, S., Duran, G., Berg, P., & Herschbach, P. (2011). *Progredienzangst: Manual zur Behandlung von Zukunftsängsten bei chronisch Kranken*. Schattauer.

Ware, B. (2013). *5 Dinge, die Sterbende am meisten bereuen. Einsichten, die Ihr Leben verändern werden*. Arkana.

Zentrum für Krebsregisterdaten. (2021). *Krebs gesamt*. https://www.krebsdaten.de/Krebs/DE/Content/Krebsarten/Krebs_gesamt/krebs_gesamt_node.html. Zugegriffen am 02.12.2021.

Zimmermann, T., & Heinrichs, N. (2008). *„Seite an Seite" eine gynäkologische Krebserkrankung in der Partnerschaft gemeinsam bewältigen – Ein Ratgeber für Paare*. Hogrefe.

Zimmermann, T., Alsleben, M., & Heinrichs, N. (2012). Progredienzangst gesunder Lebenspartner von chronisch erkrankten Patienten. *Psychotherapie, Psychosomatik und medizinische Psychologie, 62*, 1–8.

Stichwortverzeichnis

Printed in the United States
by Baker & Taylor Publisher Services